近代医学革命研究

MEDICINE

李润虎 著

中国社会科学出版社

图书在版编目（CIP）数据

近代医学革命研究/李润虎著．—北京：中国社会科学出版社，
2023.4

ISBN 978 - 7 - 5227 - 1566 - 7

Ⅰ．①近…　Ⅱ．①李…　Ⅲ．①医学史—研究—世界—近代
Ⅳ．①R-091

中国国家版本馆 CIP 数据核字（2023）第 040890 号

出 版 人　赵剑英
责任编辑　刘　芳
责任校对　闫　萃
责任印制　李寡寡

出　　　版　中国社会科学出版社
社　　　址　北京鼓楼西大街甲 158 号
邮　　　编　100720
网　　　址　http://www.csspw.cn
发 行 部　010 - 84083685
门 市 部　010 - 84029450
经　　　销　新华书店及其他书店

印　　　刷　北京君升印刷有限公司
装　　　订　廊坊市广阳区广增装订厂
版　　　次　2023 年 4 月第 1 版
印　　　次　2023 年 4 月第 1 次印刷

开　　　本　650×960　1/16
印　　　张　14
字　　　数　168 千字
定　　　价　68.00 元

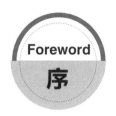

Foreword
序

在科学史研究中，"科学革命"是一个绕不过的话题。何为"科学革命"，这一"革命"缘何发生？美国著名科学史家托马斯·库恩曾在《科学革命的结构》一书中做出经典的解释。库恩指出："有时，一个应该用已知规则和程序加以解决的常规问题，科学共同体内最杰出的成员们做了反复的研究以后，仍未能获得解决。……就开始了非常规的研究，最终导致科学共同体做出一系列新的承诺，建立一个科学实践的新基础。"科学革命也就发生了，"科学革命是打破传统的活动，它们是对受传统束缚的常规科学活动的补充"①。库恩的著作备受瞩目，但正如他自己所说，这一工作还有几点可拓展之处。本书的研究在某种程度上就是围绕这些可拓展之处展开的。其中一点便是，库恩没有对"生物科学史"的相关问题加以讨论。② 而对"医学革命"的认识，恰是这种"生命科学

---

① ［美］托马斯·库恩：《科学革命的结构》，金吾伦、胡新和译，北京大学出版社2012年版，第4—5页。

② 本书第一章对此有详细的引述。库恩原文参见［美］托马斯·库恩《科学革命的结构》，金吾伦、胡新和译，"序"，第4—5页。

史"研究的典型体现。

不过，本书并非作者专为前贤补缺才进行的研究。作为医学科班出身的科学哲学研究者，李润虎博士敏锐地发现，尽管人们常谈医学革命，却很少思考"医学革命"究竟是什么，因此也就很难对医学的发展历程作出深刻的考察。他认为，这与真正的医学革命发展历程较长有关，从 15 世纪末前后开始，直到 20 世纪初前后才算完成。因此，他在深入剖析"医学革命"概念的基础上，长时段地考察了医学发展的历程和医学革命的发生。他先是以此为题在北京师范大学完成了博士学位论文，今日又将出版，并嘱我作序。然而我既对医学缺乏了解，又没有经受过哲学的系统训练，因此是非常惶恐的。只能谈一谈拜读此书的"心路历程"，来向他学习。

坦白说，由于专业的差异，初翻此书是颇多疑问的。作者在谈医学革命前大论天文学上的"哥白尼革命"，让人担心是否跑偏。而从历史学工作者"掉书袋"的偏执来看，作者以极简的笔墨，从医学起源一直谈到了今日之医学进展，很多地方只是简单的引述，看起来稍显单薄。而伴随着阅读的深入，我不仅明白了他的用意，还被他的论述深深吸引，且不时有击节赞叹的冲动。

要研究医学革命，就要搞清楚何为"医学革命"。作者对科学史上的"革命"（revolution）一词进行了系统的梳理，指出这个词尽管最终获得了"革新"之意，但究其源起，它与"复兴"（renaissance）一样，也有"复归"之内涵。并且，医学革命发端于文艺复兴时期，掀起这场革命的先驱们与人文主义者们有类似的追求，那就是让医学回归其本来应有的面貌。这就要求我们必须从医学发展之初加以追溯，从历史中追寻"医学革命"的内在理路。如果我理解无误的话，作者大概是要表达：医学在最初发展中，颇具巫术色彩，且受到了宗教较多的影响，但到了古希腊、罗马时期，以希波克拉底、盖伦为代表的医家，受到当时哲学思想的影响，始有理性主义的精神，且围绕人本身展开实践性的探索。但随着时间的推移，上述古典医学与中世纪基督教权威糅合在一起，理性受到了束缚，对人的实际关注让位于对神的僵化盲从。但幸有阿拉伯医学的传承，这种理性和实践主义并未消失，并在中世纪中晚期传到了西欧。这两者与文艺复兴的洪流融合在一起，打破了宗教的束缚，又吸收了经院主义的方法，实现了一种古典主义的"复兴"。但这种复兴并不是对古典医学的重复，恰恰是对古典医学模式的反思、突破和超越。换句话说，用古典的精神突破了古典的束缚，导致了新的世界观和新的方法论的出现，也催生了新的医学成就。这就是"医学革命"。

这样看来，作者貌似简单的历史叙述，实际上是在为"医学革命"追本溯源，客观上也是以"医学革命"为维度对医学的历程进行事实重构。并且，通过对帕拉塞尔苏斯、维萨留斯和哈维推进医学革命贡献的描述和分析，作者还阐明了医学革命内在的发生机制，展现了与医学相关的世界观及方法论变革的意义和价值；这就与库恩的名著形成了呼应。

库恩还提到了自己对"科学革命"研究的另一个偏重性的缺失，即"一点也没有涉及关于工艺进步或外在的社会的、经济的和思想的条件在科学发展中的作用"。但他并非没有认识到这一点，而是清醒地指出："……外在条件可能有助于把一个纯粹的反常转变为一场尖锐危机的源泉。"① 对此，润虎博士没有选择回避，而是将这种外在因素与内在因素进行了有机的融合，他从中世纪瘟疫频发的影响、文艺复兴的思想内涵、宗教改革者的实践等方面展开，进行深入发掘，精辟地指出医学革命"不仅仅是一场科学革命，更是一场'社会学革命'"（第一章）。这显然又是一个创见。

更重要的是，本书的研究不仅有补缺之功，还对"科学革命"本身讨论有推进之绩，而这也正是他在开篇论述哥白尼革命的缘由之一。他认为医学革命不仅仅是一种专门化的革命，也不仅是科学革命的一个分支，而是科学革命的一个序曲；但是，因为医学本身具有特殊性，"医学所面对的研究对象是'人'而非其他科学学科那样普遍是'物'，因此擅长寻找和解释'物'的规律的科学在面对'人'的医学面前总是显得力不从心"（第五章），所以，医学革命完成的时间相对于其他科学门类来说最晚，是"迟到的早行者"（第六章）。这不仅有助于我们加深对现代科学发展历程的认识，还有助于我们对医学人文性内涵的把握。对此，作者在书中有精彩的论述（特别是第五章、第六章）。

当然，从篇幅上来看，我们不能苛求作者依靠这样一本简短的著作对近代医学革命这一问题说"尽"、说"透"，有些问题依然需要我们展开更多的研究，有一些史实也需要我们进一步的确认。如作者认为黑死病对医学界的认识变革有着重要的影响，但据法布瑞对黑死病后瘟疫防治手册的研究，在黑死病后200多年时间里，对这一瘟疫的医学认知并未有根本的变

---

① ［美］托马斯·库恩：《科学革命的结构》，金吾伦、胡新和译，"序"，第5页。

化，这让她对科恩（Samuel Kline Cohn）关于黑死病"为近代医疗科学开辟了路径"的说法产生了怀疑。[①] 但这本书的意义，并不在于解决所有的问题，而在于在解决一些问题后启发出更多的问题，只有这样，学术才能不断发展，科学才能不断进步。为此，我由衷地为润虎博士的大作出版感到高兴，并借此寥寥数语表示祝贺。

李化成

2022 年 3 月 16 日

---

① Christiane N. Fabbri, *Continuity and Change in Late Medieval Plague Medicine: A Survey of 152 Plagues Tracts from 1348 to 1599*, A Dissertation Presented to the Faculty of the Graduate School of Yale University in Candidacy for the Degree of Doctor of Philosophy, 2006, pp. 23 - 24, 126 - 152.

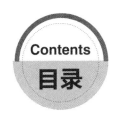

Contents
目录

第一章

绪　论

第一节　何为近代医学革命

"医学革命"一词无论在日常生活中，还是在各种权威性期刊数据库中，都不是一个陌生的词。它常被医生或从事医学史研究的人用来描述医学的某一方面或某一领域内出现的重大进展或变革，形成的语词概念常常为"××（如糖尿病）医学革命"或"第×次医学革命"。

然而，在众多论及"医学革命"的文章、论文和书籍里，却鲜有讨论其在何种意义上使用"医学革命"这一概念的研究。中文文献里，虽有余云岫先生所著的《医学革命论》，但是这本书的内容是对中医的研究和批判，与本书讨论的为"现代医学之源"的近代科学革命背景下的"医学革命"并不相同。别的包含这一词汇的中文文献有的是直接把发生在医学领域内但凡称得上"变化"的，不加讨论地直接算作一场"革命"，有的则是直接将"医学革命"归结为某个人（如帕拉塞尔苏斯或维萨留斯等人）或某个医学史上的重大事件。在这一点上，即便放眼外文文献，① 目前能找到的研究，其研究主题和内容也大多和中文文献类似。如与本书主题最为切近的《十七世纪的医学革命》② 一书，也仅仅只是对 17 世纪的一些重要的医学人物和医学成就展开评述，并没有对其缘何认为 17 世纪发生过一场"医学革命"且这场革命究竟在西方医学史中有着怎样的地位和意义作一番澄清。而更多含有 Medical Revolution Medicine of Revolution 等检索词的英文文献，而内容也与中文文献大同小异，③ 不同之处仅仅是其谈论的"医学革命"所属的时期或事件不同罢了。

这样的论述，仅仅是对"革命"事件、人物的描述，即便也会关涉"革命"的意义和影响问题，却始终停留在对事件、人物进行具体的分析上，触及不到"革命"真正的本质内核。这样的研究现状又直接导致了当人们在定义"近代医学革命"这一概念时，其定义常常会出现指代不明、意见无法统一的现象。本书认为，造成这一现状的主要原因有以下两个。

一是因为近代医学革命可以说是开始得较早（约 15 世纪末开始）而完成得较晚（约 20 世纪初基本完成），有关这一问题本书会在第二章到第四章进行详细的阐述。总之，由于近代医学革命漫长而独特的发展历程，使得在诸多权威的"医学史"著作中，并未对其形成统一的看法。关于其概念方面的叙述也常常含混不清甚至前后矛盾。

---

① 由于笔者尚未熟练掌握多国语言，因此本书考察的外文文献主要为英文文献，日后若有新的发现，定将及时更正。

② Roger French and Andrew Wear, eds. , *The Medical Revolution of the Seventeenth Century*, Cambridge: Cambridge University Press, 2008, p. 3.

③ 李润虎：《西方近代早期的医学革命初探——评〈17 世纪的医学革命〉》，《科学文化评论》2016 年第 4 期。

如在意大利医学史家阿尔图罗·卡斯蒂廖尼所著的《医学史》(A History of Medicine) 中，就认为自文艺复兴时期以来，引起医学革命的最主要的功臣应属于帕拉塞尔苏斯 (P. A. T. B. Paracelsus von Hohenheim，1493—1541)。阿尔图罗说："哲学上从被经院哲学所僵化了的亚里士多德到更高一层的柏拉图主义的概念的变革，和医学上从盖伦思想到希波克拉底的相似变革是自由研究平行发展的……文艺复兴时期最激烈的改革集中表现于帕拉塞尔苏斯身上。虽然不同时代的作者对他有不同的评价，然而毫无疑问，他在医学史上是个非常重要的角色。由于他的革新精神，医学获得了新的生命、新的方向。"[①]

而美国的医学史家洛伊斯·N. 玛格纳在其所写的《医学史》中却认为自文艺复兴时期以来，医学发展过程中最大的革命源自哈维而非别人。他说："同几乎所有的基础发现一样，哈维的工作激起了连珠炮似的大量新问题和争论的热潮。许多反对者不能或不愿理解哈维工作的含义，其他人则认为放弃对健康与疾病、诊断与治疗提供了合理解释的盖伦理论是不可能的。假若盖伦理论成为哈维的激进理论的牺牲品，那么医学还有什么可以遗留下来的？持续循环的理论引出了许多哈维都不能回答的难题，这些问题刺激哈维的追随者从事新的实验验证，而反对者指责哈维理论是无用的、错误的、不可能的、荒唐的、异端的、有害的……哈维充分意识到他的工作的革命性，他猜想40岁以下的人很难理解他。哈维的工作被认为是

[①] ［意］阿尔图罗·卡斯蒂廖尼：《医学史》，程之范等译，译林出版社2014年版，第290页。

科学史上的一次革命，可以和牛顿相媲美……"① 在这一点上，持相同意见——认为是哈维引领了近代医学革命的还有《剑桥插图医学史》的英国主编罗伊·波特（Roy Porter）。他在书中明确表示哈维具有"革命性的创意"，使得整个医学领域进入了"新科学"时代。②

比较新颖且独树一帜的还有在英国的克尔·瓦丁顿（Keir Waddington）教授，他将疾病概念的变革作为近代医学革命的本质。他认为："不管是从十六世纪到二十世纪的前人，或是二十一世纪的无病呻吟者，都会同意英国诗人济慈（Keats）所说的'每个人都有病'的观点。从这个角度来看，就不难理解疾病在过去的重要性，这不仅限于流行病或死亡率模式的改变。疾病、生病和身体不适，并非能够被轻易量化的简明概念。死亡率和流行病只能让历史学者知晓部分的故事。大疫年之外的日子，人们不仅必须面对日常生活的病痛，还要了解传染病、意外和工作与生活有关的疾病所带来的危险。身体不适经常是主观的，即使是日常生活常见的身体不适，也可能具有许多不同的意义……"③

事实上，第二个原因我们可以引用托马斯·库恩（Thomas S. Kuhn）在其著作《科学革命的结构》（*Structure of Scientific Revolutions*）里的一段话来说明。库恩写道："我希望最后有一本更大篇幅的书在广度与深度上扩展本论文（当时库恩以论文的形式发表的这本书）中所论及的内容。有用的历史证

---

① ［美］洛伊斯·N. 玛格纳：《医学史》第 2 版，刘学礼主译，上海人民出版社 2017 年版，第 212 页。

② ［英］罗伊·波特：《剑桥插图医学史》（修订版），张大庆等译，山东画报出版社 2007 年版，第 99 页。

③ ［英］克尔·瓦丁顿：《欧洲医疗五百年》，李尚仁译，左岸文化事业有限公司 2014 年版，第 498 页。

据远非我下面所开拓的空间所能容下，而且来自生物科学史的证据与来自物理科学史的证据同样得多。我决定只涉及后者，这部分是因为增加本论文的连贯性，部分则是基于目前的能力……"① 由这段话可知，库恩所选择和使用的"物理科学史的证据"一方面是由于其出身于物理学专业，对物理学更加熟悉，另一方面则是受限于其"目前的能力"。可以说，从这个意义上来讲，这不仅仅是库恩的问题，也是很多科学史家极少触碰医学史的真正原因。

但是，正如库恩所说，自己不去研究医学史并不是因为医学史上未曾发生过一场"医学革命"或这场"医学革命"对科学革命的关涉较小。如上所述，库恩之所以没有去讲述的主要原因是他认为这个问题远非他当前所做的功课能够完成，更可能超出了他的能力。然而，可能库恩自己也没想到，他的著作及思想对后世科学史家的影响，直接导致了科学史在后来偏向于以物理学、天文学为主来"解"近代的科学革命。很显然，这种以偏概全的做法，既不是库恩的初衷，也不应是科学史的常态。

作为一名临床医学专业出身的学者，笔者首先认同库恩当时的想法，但同时也深刻地意识到，当下不管是国内还是国外，学者们对与库恩提到的"生物科学史"关系密切的"医学思想史"在近代变革的关注和研究是远远不够的，对"近代医学"的变革以及其对近代科学革命的影响和作用也是缺乏深入、广泛的研究和讨论。

当然，和库恩类似，笔者之所以强调近代医学思想变革的

---

① ［美］托马斯·库恩：《科学革命的结构》，金吾伦、胡新和译，北京大学出版社 2003 年版，第 5 页。

重要性，一方面是考虑到自己的医学专业出身（库恩为物理学专业出身），笔者在这一问题的研究上可能有着一定的优势。然而更重要的是，本书所讨论的西方医学在近代发生的这场革命，对于整个科学史的影响和意义并不弱于库恩笔下的天文学革命（如上所述，这一点库恩自己也是承认的），接下来笔者将就这一问题进行详细的论述。

同天文学革命是由哥白尼、第谷、开普勒、伽利略和牛顿等一系列天才般的人物承上启下、通力完成的一般，近代医学革命若在同等意义上可称为革命，也绝非某个医学大家或某个重要的发明事件能一蹴而就。近代天文学革命不仅完成了一场观念的变革，同时也引入了全新的科学方法论，正因如此，其革命性毋庸置疑。近代医学革命若不是在同等的意义上有相应的变革，仅就某一个重要突破或变革进行切点式的讨论而不做逻辑性的论证，或很难说明其革命本质。

事实上，近代医学史上不乏前赴后继推进医学变革的众多医学大家，限于篇幅，本书仅从对于革命本身来说最具决定意义的两个方面进行论述，以说明这场革命何时以何种方式爆发及其与天文学革命乃至科学革命的关系。即与哥白尼的《天球运行论》相比，同年由维萨留斯出版的《人体结构论》中没有任何一处地方提到"上帝"，而相比一心复古的盖伦主义者维萨留斯，比他更早的帕拉塞尔苏斯已不再满足于文艺复兴的复古运动，而是明确提出了自己新的医学思想体系，并在药学领域内做出了开创性的贡献，再加上后期将数学和定量实验方法引进医学研究的威廉·哈维，可以说，相比天文学革命，医学领域内发生了一场时间更早、目的更明确、影响更加多元和广泛的革命。

一　何谓以"哥"解"科"？

当下，对于大多数人来说，"赛先生"的形象甚至比"德先生"更加模糊，因为人们往往习惯于把科学看成现成的、不容置疑的真理，故而不注重追根溯源。人们认识不到科学观念是如何在一个个活生生的人那里，伴随着什么样的具体困惑和努力而逐渐演进的，更体会不到科学与历史、文化之间的深刻联系。事实上，科学并不是在真空中成长起来的，每一步科学发展都有对先前的继承和变革。因此，科学哲学与科学史的研究应把科学放到具体的历史和文化中，正本清源地揭示出科学原有的发展历程，让人得以在多维的"复数化"的视角下认识和理解科学，从而获得更加完善的科学革命观、科学史观和科学发展观，让科技发展最终回归以人为本、为人服务的初心。

我们知道，"革命"一词并不是在所有的领域被提及时都如同在医学领域一般不能被确指而众说纷纭的。比如，当人们谈及近代"天文学革命"一词时，绝大部分的人们通常并不会对其所指代的事件及含义产生歧义。接受过一定教育的人可以轻松地说出其时代背景、历史经过和影响意义。人们甚至可以很容易地将其与影响了人类数个世纪且现在正处于巅峰发展状态的"科学"及近代的科学革命相关联。国内从事西方科学思想史研究的学者张卜天在翻译德国哲学家卡斯滕·哈里斯（Karsten Harries）的著作《无限与视角》（*Infinity and Perspective*）时也曾有过同样的感受。

他在该书的译后记中写道："人们往往把现代世界的兴起与科学态度在 16、17 世纪的出现尤其是哥白尼联系在一起……然而，要想理解现代世界的兴起，就必须理解它在中世纪的开端。全球性的现代文化是中世纪基督教文化自我演进的一种产物，其先决条件是人们自我理解的一种转变，这种转变和人们对上帝、上帝与人、上帝与自然的关系的不断变化的理解密切相关……现代的自我肯定（self-assertion）必然笼罩着虚无主义的阴影，后现代思想已经对现代世界的发展提出了质疑。然而，只有理解了现代世界的正当性，我们才能开始理解和面对其非正当性。"①

因此，近代特别是自中世纪以来的这一段历史迫切需要更加丰富、本质性的考察，尤其需要对科学革命初期，发生在诸多领域内的重大事件和思想变革进行深刻的研究和反思，而不是仅仅停留在对天文学革命的迷恋上，进而误认为这便是科学革命的主要动因以及"现代性"的根源。倘若继续如此，这不仅对理解现代世界的"正当性"毫无益处，甚至决定着今天对现代性的反思和批判能否真正在一个更加全面、深刻的视域中进行。

对现代性的反思和批判方面，做得比较突出的有 20 世纪以社会批判、技术批判为主，从事批判理论研究的法兰克福学派。他们将批判的矛头指向高度发展的工业和科技，认为新的社会处处存在由于科技发展带来的"人的异化"，在这种异化下，人的发展被社会文化所抑制，实现人的全面自由发展更是前途渺茫。而这些问题的日益严峻及其给人类带来的无尽苦果暴露出来的正是伴随科学革命而产生、发展起来的现代科技盲目发展、一家独大的弊病。

---

① ［美］卡斯滕·哈里斯：《无限与视角》，张卜天译，湖南科学技术出版社 2014 年版，"译后记"，第 256 页。

　　笔者认为，事实上法兰克福学派对于技术批判问题的关注和考察也正好印证了上述关于现代世界正当性问题的讨论，即如果人们没有对文艺复兴时期以来的以科学革命思想为指导的现代世界的正当性有着正确的理解和认识，"解铃还须系铃人"，那么由"科学思想"和"技术发展"产生的"社会问题"和由此形成的"人的发展问题"就永远不会被正确地理解和认知，更不会被妥善地规避和解决。在这种情况下，科技发展所带来的种种风险均会被科学革命以来科学发展的"正当性"所掩盖，随着可以让人类文明丧失殆尽的各种"致毁技术"的出现，整个人类文明可能已经走上了倒计时阶段。

　　正因如此，不断重新审视和研究这段时期的科学史，有助于我们走出当今被固化已久的"科学"的繁荣"图景"①，且能够在对科学时代一片叫好的氛围下始终保持理性、拥有批判和反思的思维能力，这也是本书致力于研究近代医学革命的主要原因之一。这里需要特别指出的是，近代医学革命这一概念的提出，并不仅仅旨在说明医学领域内发生了一场类似哥白尼革命的"革命"，事实上，本书对这一概念的论述更多的是为了强调：这是一场起源于文艺复兴，可能比我们今天提到的任何一场"近代革命"都更应该被"重视"的"革命"。它不仅仅是一场科学革命，更是一场"社会革命"。了解近代医学革命的这一特殊之处将对未来的科学发展乃至人类幸福有着重要的启示意义。

　　因此，笔者认为，当今哥白尼革命理解下的科学革命只是我们理解那段历史的一个路径，如果我们有着与其类似的诸多

_____

　　① ［荷］爱德华·扬·戴克斯特豪斯：《世界图景的机械化》，张卜天译，商务印书馆 2017 年版，第 2 页。

门径，那么我们就可以多方面、多角度地窥探这段历史，进而将看到一个逐渐逼近于真实的历史。与此同时，我们也会对当今处于绝对强势的"科学"的前身有更加翔实的了解，也只有这样，我们才能更加理性地看待和管理"科学"，而不是让人类逐渐沦为"科学"自身发展的奴隶。

二 哥白尼革命的本质是什么？

当然，近代天文学革命的地位和影响是由多种原因促成的。其中首要的原因自然是近代以哥白尼"日心说"为代表的自然哲学，对延续了将近两千年的古希腊传统（"地心说"）的自然哲学的颠覆性的"革命"（即一场直接涉及世界观的革命）。"在近代以前，古人就对'天'的运动有所认识，其中以亚里士多德的理论受众最多，影响最广。直到'科学革命'时期，对天界隐秘结构的逐步揭示才是科学革命的一种关键叙事，哥白尼、开普勒、伽利略和牛顿都是这一叙事中最重要的人物。事实上，在很长一段时间里，天文学的发展代表着科学革命时期的唯一叙事，因此，这也是这一时期被称为'革命'的主要原因。"[①]

然而，发生在自然哲学领域的这场重大转折就其领域本身而言，其重要性备受关注。但笔者认为，近代以来的科学哲学家和科学史家对其的关注和研究，事实上在很大程度上影响了一直以来人们关于这场革命及这段历史的认知和态度。这种以哥白尼革命解释科学革命的方式不仅影响深远，甚至在学界乃

---

① Lawrence Principe, *The Scientific Revolution*, *A Very Short Introduction*, Oxford: OUP, 2011, p. 39；李润虎：《西方近代早期的医学革命初探——评〈17 世纪的医学革命〉》，《科学文化评论》2016 年第 4 期。

至社会形成了一种叙述这些事件及这段历史的一个固有模式。这样一种叙事方式导致大多数学者和大众在思考它们的时候，都理所当然地接受了这段被"格式化"了的"历史"，更有甚者将其作为历史的"全部真相"。

众所周知，当代西方科学哲学界涌现出一大批论述"科学"及科学革命概念的学派和大家，如逻辑经验主义及其代表石里克、卡尔纳普、亨普尔和科恩等；否证论及其代表波普尔、拉卡托斯和沃金斯等；科学历史主义及其代表库恩、费耶阿本德、劳丹和瓦托夫斯基等；科学实在论及其代表本格、普特南和夏皮尔等。他们无一例外地都选取了历史上某一时期的重要科学事件来证明其理论的合理性，"概率""日食观测"、哥白尼革命与见证了案例和理论不断被挑战质疑后的"不作保证"等。他们的工作和努力在帮助人们更好地理解"科学史"的同时，也深深地影响了人们对文艺复兴时期以来的科学革命的认知和理解。在牛津通识读本《科学革命》引言里甚至有这样的一段话："科学革命——大约从 1500 年到 1700 年——是科学史上讨论最多的、最重要的时期。如果问 10 位科学史家科学革命的实质、时间段和影响是什么，你可能会得到 15 种回答。"①

当然，以上各个学派在其对"科学"的探讨中都有着他们各自的偏重，因此也必然使得其理论既有可取之处，也有存有争议的地方。当然，这也证明，要想对"革命"尤其是"科学革命"下一个可以被公允的定义并不是一件容易的事情。

---

① ［美］普林西比：《科学革命》，张卜天译，译林出版社 2013 年版，"序言"，第 1 页。

　　笔者在此并不想说明上述哪一种对"科学"及科学革命的看法和态度能更好地促进人们对科学本身及科学发展的思考（这个问题在过去、现在、将来都是每一个科学哲学家、科学史家工作的重心）。笔者在此想着重讨论的是如下问题：第一，近代天文学革命这一概念缘何得以被确指，而与其发生在同一时代（1543 年哥白尼出版了《天球运行论》，维萨留斯出版了《人体结构论》分别回击了当时基督教宣扬的上帝"创世"说即上面提到的上帝与自然的关系，"造人"说即上面提到的上帝与人的关系①）甚至更早（帕拉塞尔苏斯在医学领域内掀起的变革更早于哥白尼革命）的近代医学革命能否获得与其同样的命运；第二，更进一步，在本书对文艺复兴时期及后期科学革命时期的相关重大事件进行详细梳理后，探讨近代医学革命的意义是否有可能超越近代天文学革命，而成为文艺复兴后期思想变革的更为本质的动因和动力；第三，在剖析近代天文学革命概念的形成，解析塑造近代医学革命的过程中，能否启发人们真正理解发生在中世纪的文艺复兴的真正内涵和追求，能否帮助人们看到更加接近真实的科学革命全貌，从而使今后的"科学"能够在更加全面、多维的历史背景下发展和进步。

　　基于以上，在此需要说明的是，首先本书的研究目的是基于那些发生且已经被人们所承认的"革命"展开的，故本书不对这些"革命"的概念作一番抽象的考察，如探讨它们是否是一场"革命"等，而是基于笔者自己的研究方法对这些现已发生了的"革命"作一番考察，并在此基础上提出本书的核心论点——近代医学革命。所以，本书是承认发生过一场

---

　　① 刘景华：《欧洲文艺复兴史·科学技术卷》，人民出版社 2008 年版，第32 页。

近代天文学革命的，然而在何种意义上承认尚且需要做进一步的解释和澄清，因为这与说清楚本书的主题——何为近代医学革命密切相关。其次，虽然科学革命这一概念的定义众说纷纭、难以定论，但本书因涉及讨论近代医学革命对"科学革命"的意义和影响，故有必要说清楚本书在何种意义上看待和使用科学革命这一概念。

有鉴于此，接下来首要的任务便是将本书使用的科学革命（因科学革命这一概念涉及的内容过于庞杂且本书在"第六章　近代医学革命与科学革命"中会有更加详细的关于科学革命与本书主题相关的内容的讨论，故在此只选取介绍其与本书主旨相关的概念内涵，关于科学革命的更多内容不再赘述）和近代天文学革命这两个概念解释清楚，从而为接下来进一步的叙述做好充分的准备。

"科学革命"一词虽被高频使用，但不管在中文还是英文中，都常被错误地使用。当用科学革命表达一种关于科学发展进程的哲学观念时，它表示科学发现常以阵发性的方式进行。它是一个通称，英文译作"Scientific Revolutions"（诸科学革命）。托马斯·库恩的《科学革命的结构》首次系统提出——18 世纪便已使用和流行的——这个意义上的科学革命概念，在学界产生了深远的影响。[①] 而科学革命还有一种特殊的用法，即表示科学（主要指近代科学）在历史上的一个很难确定年代的特定时期内发生的独一无二的剧变。这个意义上的科学革命概念译作"Scientific Revolution"，最早由巴特菲尔德在其 1949 年出版的《近代科学的起源》（*The Origins of Modern*

---

① ［荷］H. 弗洛里斯·科恩：《科学革命的编史学研究》，张卜天译，湖南科学技术出版社 2012 年版，第 67 页。

Science）中提出并被广泛使用。但正如 I. B. 科恩所表明的，科学革命作为一个术语曾在 1913 年以后被偶然使用，但作为理解近代早期科学起源的一种概念工具，则是由柯瓦雷在 20 世纪 30 年代创造的。①

当然，科学革命（Scientific Revolution）"究竟是一个独特的历史事件，可从'诸科学革命'中拿出来特殊对待，抑或科学革命根本就不属于'诸科学革命'，现在学界尚有争论，但无论如何，所有人都承认科学在近代早期发生了巨大变化。然而，其缘何被广泛称为'革命'，这就得从近代天文学革命——哥白尼革命谈起了"②。

（一）哥白尼革命

我们知道，近代哥白尼革命在狭义上是指哥白尼的"日心说"取代了以托勒密体系为代表的古希腊式的"地心说"思想。换句话说，哥白尼发动的近代天文学革命彻底否定了人类既往对"自身"在宇宙当中"位置"的认识，即把处于"中心"的位置从地球转移到了太阳；广义上则是指由天文学内部的一系列重要变革最终导致科学革命的重大事件，它包括继哥白尼之后，基于第谷的观测基础将哥白尼的证明引向更加本质的开普勒的理论变革，伽利略在方法论（实验—数学方法）上的创新和推进（发明望远镜、将理论—观测结果之间的关系数学化），以及牛顿天才般地集各家之长"站在巨人的肩膀上"提出了之后震惊世界、改变过去的划时代成果——"经典力学理论"。这一系列近代科学史上的重大事件使得自中世

---

① ［荷］H. 弗洛里斯·科恩：《科学革命的编史学研究》，张卜天译，湖南科学技术出版社 2012 年版，第 218 页。

② 李润虎：《西方近代早期的医学革命初探——评〈17 世纪的医学革命〉》，《科学文化评论》2016 年第 8 期。

纪以来逐渐摆脱宗教束缚的"科学"走向成熟，并开始与"宗教"势力分庭抗礼直至走向后期的锋芒毕露、不可一世。

这一自然哲学领域的重大变革，从根本上撼动了人类既有的宇宙观，使得人们不再相信宗教灌输的"上帝创造宇宙万物"的说辞，也不再像过去一样依赖自己的经验"常识"。没有比数学更为真实的东西，"科学"不再被理解为与"常识"一致，数学成了"科学"的"方法论"。人们对真理的认识再次回到了古希腊，回到了那个巴门尼德"存在者存在，非存在不存在"的轻感官、重概念的爱智旨趣当中。

"正如我们所看到的，哥白尼亲自提醒我们注意，他的科学与常识相左。事实上，如果常识是实在的量度，那么亚里士多德和托勒密的表现要远远优于哥白尼和新科学。后者以彻底远离常识为先决条件，愿意采用一个看似偏心的位置。"[①] "这种远离常识也是远离现象。实在的量度不是由感官给出的，而是由精神给出的。换句话说，实在本身是不可见的，而只能被思想所把握。我们所看到的永远只是现象。这种说法意味着感官的降级……"[②]

发生在16、17世纪的历史告诉我们，由于哥白尼在论证其"日心说"的证据时更偏重于与常识不同的"数学方法论"，因此，这种过于数学化、概念化的论证方式导致其在很长的时间内难以被公众所理解和接受。通过历史我们知道，"日心说"并没有在其刚提出时就受到认可，反而是饱受指责和争议，一直到开普勒时代它才被人们广泛地认识和接受。

---

① ［美］卡斯滕·哈里斯：《无限与视角》，张卜天译，湖南科学技术出版社2014年版，第137页。

② ［美］卡斯滕·哈里斯：《无限与视角》，张卜天译，湖南科学技术出版社2014年版，第136页。

在今天看来，"哥白尼革命"（本书除特别指出的地方外，哥白尼革命均指由哥白尼、第谷、伽利略和开普勒等人一起完成的广义革命，非单指哥白尼一人）的确将人类带入了一个全新的"宇宙"当中。这种在宇宙观上的革新，托马斯·库恩在其《科学革命的结构》中给出了恰当的评述："天文学家用古老的仪器观察古老的对象，却能轻松而迅速地看到许多新东西，我们不由得要说，哥白尼之后的天文学家生活在一个不同的世界。"①

然而这种在"位置"上的重大变革即知觉世界发生的变革显然不足以推动一场真正意义深远的革命（指此后的科学革命），人们必须在思想上同时开启一种新的理解世界的方式（方法论的变革），由哥白尼开启和推动的这场发生在自然哲学领域的革命（科学革命）才得以可能最终完成。

哥白尼革命在宇宙观和方法论上对人类思想的重塑是革命性的。然而，当我们仔细考察这场变革会发现，哥白尼革命在"宇宙观"意义上的变革本质上也是基于其在"方法论"意义上的变革才得以最终实现的。这一点也是本书着重想要强调的地方之一。因此，下面就在这个意义上解读其本质，为何这场革命在宇宙观上的变革是基于其方法论变革的。

1. 地心说

"地心说"（Geocentric model）有时也被称作"天动说"，该理论的核心思想认为地球为宇宙的中心，宇宙中其他天体包括太阳都以地球为中心而环绕运转。这一想法因托勒密提出的

---

① Thomas S. Kuhn, *The Structure of Scientific Revolutions*, 2nd ed., Chicago: University of Chicago Press, 1970, p. 117.

"本轮（小圆）"和"均轮（大圆）"① 系统而得以在天文学计算上被推崇，而以此为基础形成的哲学和神学思想使得这一想法在中世纪的欧洲成为"官方"正式的宇宙观，14 世纪但丁的叙事诗著作《神曲·天堂篇》里更是将"地心说"这一宇宙观推向了高潮。

"地心说"的理论原型最早可以追溯到公元前 4 世纪著名的古希腊数学家尤得塞斯（Eudoxus of Cnidus）那里，那时他就已经提出了"地心说"的最早的版本。他认为宇宙的中心是地球，其他天体都以同心圆的方式环绕地球旋转，通过将太阳旋转的方向设置为刚好相反于其他天体的旋转方向来解释一年四季的出现。在他的理论框架内，为了解释天体出现的"逆行"现象，每个旋转的天体都有不同的旋转方向和速度。此处值得一提的是，尤得塞斯的"地心说"理论后来被我们熟知的古希腊哲学巅峰巨匠亚里士多德接受并成为指导他观察和思考的"宇宙观"。

在尤得塞斯之后，古希腊几何学家阿波罗尼奥斯（Apollo-nius of Perga）大约在公元前 3 世纪提出了关于其他天体环绕地球的"本轮"和"均轮"的想法。在他之后，古希腊天文学家喜帕恰斯（Hipparkhos，又译作希帕克、伊巴谷、希帕克）于公元前 2 世纪前后也提出了类似观点并进行了进一步的天文学和数学论证。他们二位在天文学上的贡献被比他们晚将近三个世纪的古希腊天文学家托勒密写入了他的著作《天文学大

① 本轮和均轮：本轮是一个相对于均轮较小的圆形轨道，行星首先是在本轮这个小的圆形轨道上运转，而本轮的圆心则在更大的圆形轨道均轮上旋转，两个轨道都在黄道平面上顺时针运动，且都是等速运动。由于托勒密发现了为了使本轮围绕着均轮的公转速度均匀则必须采用等径的办法，因此他将地球放置在偏向均轮中心的一侧，常称为离心，故虽然地心说常被认为是主张地球在"中心"，而事实上在托勒密的地心体系中，地球处于偏心位置。

成》，而《天文学大成》又很快成为风靡一时的天文学著作。因此虽然阿波罗尼奥斯和喜帕恰斯很早就提出了"本轮"和"均轮"的想法，但这些想法却被纳入托勒密构建的天文学体系之中，并被统一命名为"托勒密系统"。

"托勒密系统"是公元2世纪希腊天文学家托勒密（同时也是数学家、地理学家和占星学家）在总结古希腊天文学成就的基础上，并且在不违背亚里士多德自然哲学的前提下提出的关于"地心说"的系统理论。托勒密在他的著作《天文学大成》里系统地论证了这一想法，他大量引用了古希腊天文学家的观测和研究成果，尤其是对尤得塞斯提出的"均轮"和"本轮"的理论及喜帕恰斯提出的数学方法"三角法"的成功利用，使他很好地解答了当时人们对各种天文现象的疑惑和不解。在此基础上，他还编纂了星表，确定了一年的持续时间，等等。也正是因为托勒密在"地心体系"上的巨大贡献，后世常把地心体系称为"托勒密地心体系"。

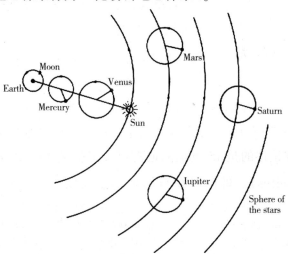

图1-1　托勒密 Claudius Ptolemy 地心模型示意图

　　亚里士多德在自然哲学思想上对尤得塞斯和喜帕恰斯的"地心说"理论的继承，使得这位古希腊自然哲学的集大成者在自己的理论中有力地论证和推广了"地心说"①。而之后托勒密在"地心体系"上的贡献又奠定了"地心说"在天文学上的地位。这使得"地心说"不管是在哲学思想上还是在实际解释天文现象、制定星表和历法上都成了不可动摇的理论基石。

　　到了中世纪，基督教神学将亚里士多德的思想糅合进了他们的神学思想，主张神创造宇宙且在宇宙中心安置了地球以及人类。因此其他一切天体都是客体的，都必须围绕着主体地球旋转运动，"地心说"或"天动说"从此被正式视作为公认的宇宙观，成为牢不可破的真理。

　　于是，到了这里一个问题的出现便显得非常自然，那就是这种牢不可破的"真理"又是如何被"日心说"取代的呢？

　　2. 日心说

　　"日心说"也常被称为"地动说"，它认为太阳是宇宙的中心而不是地球，故与"地心说"或"天动说"正好相对立。有明确记载的、最早提出"日心说"概念的是公元前3—公元前2世纪著名的天文学家和数学家阿里斯塔克斯（希腊语：Ἀρίσταρχος，Aristarkhos）；而最早将"日心说"宇宙模型系统地提出并论述的是15世纪的尼古拉·哥白尼（拉丁语：Nicolas Copernicus）。哥白尼在自己两部重要的著作《短论》和《天球运行论》中分别对"地球"和"其他天体"的运动做了

――――――――

① David C. Lindberg, *The Beginnings of Western Science: The European Scientific Tradition in Philosophical, Religious, and Institutional Context, Prehistory to A. D. 1450*, 2nd Edition, Chicago: The University of Chicago Press, 2007, p. 711.

细致的描述。与"地心说"认为地球"静止"在宇宙中心不同，在《短论》中他认为地球存在着三种运动：首先是地球围绕自己的轴旋转，方向为自西向东；其次是地球与太阳系其他天体都在进行着环绕太阳的公转运动，地球的公转方向和自转方向相同，都为逆时针，且一个公转周期定义为一个恒星年，因此公转运动也常被叫作周年运动；最后，是地球的自转轴相对于恒星太阳，沿着黄道做逐渐向西的运动，这种运动很好地解释了二分岁差。①

而在《天球运行论》中，哥白尼进一步提出了一些更为颠覆传统的观点。他认为宇宙中并没有一个所有天体轨道或天体共同环绕旋转的中心，太阳只不过是天体旋转的中心，并不是宇宙中心，宇宙的中心在太阳附近（受限于当时的知识发展，哥白尼的理论中必然也存在着缺陷或错误），而地球则是引力和月球轨道的中心，因此从地球上观测到的太阳的所有运动，都不过是地球自身的运动（即地球的自转和公转）引起的，并不是太阳的运动造成的。

在《天球运行论》中，哥白尼从七个方面详细地阐述了天体运动所必须满足的特点，而他用于论证的主要论据则是偏向于数学式的。比如他认为一个真正的科学假说或定理必须满足两个条件，其一是能很好地解释说明已观察到的现象，其二是不能与毕达哥拉斯学派提出的天体运动必须是圆周且是均匀的运动这一判断相左。

这种重视理论对实践的符合以及对数学逻辑推导结果的笃

---

① Copernicus，Nicolaus. Rosen，*Three Copernican Treatises*：*The Commentariolus of Copernicus*；*The Letter against Werner*；*The Narratio Prima of Rheticus* Second Edition，revised，trans. Edward，New York：Dover Publications，2004，p. 1939.

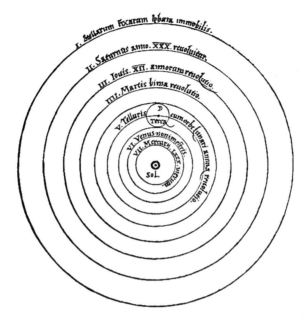

图 1 - 2 《天球运行论》中哥白尼的宇宙观

定，既引导了之后天文学的发展方向，也激励和鼓舞了后期的大天文学家们。典型的代表有后期在没有出现充足证据之时，依旧坚信"日心说"的布鲁诺、开普勒和伽利略。对布鲁诺的评价历史学家们仍有争议，在此不一一赘述，而开普勒和伽利略最初对"日心说"的相信则主要是来自他们对蕴含在哥白尼"日心说"中的数学逻辑的确信。

因此，虽然伽利略在 1609 年发明了望远镜并初步观察到一些可以用来反对"地心说"的证据，然而由于他的观测结果并没有与第谷的观测数据充分吻合，因此他的观测结果尚不能很好地论证哥白尼的"日心说"。即便这样，此时的伽利略依旧无比坚信"日心说"的正确性，"不过也正是他的重大发现——望远镜的诞生，大大地拓展了天文学家们对宇宙的观测范围，提高了观测精度，可以说接下来天文学上取得的绝大部分重大的突破和成就都归功于望远镜的发明。我们甚至可以说，'望远镜'才是中世纪宗教思想的最大的威胁"①。

"日心说"的真正胜利来源于开普勒。开普勒在他晚年先后出版了《新天文学》（原书名：*Astronomia nova*，1609 年出版）和《哥白尼天文学概要》（原书名：*Epitome astronomiae-Copernicanae*，1618—1621 年分三部分出版）等著作。在他死后的几十年，天文学家们不断对他的理论进行实验，用更多的观测数据来验证他的理论。幸运的是，开普勒的理论和论据都很好地符合了当时的观测数据，也正因此他将"椭圆轨道"应用于"日心说"来修正之前"圆形轨道"的想法才逐渐被人们接受和认可。而也正是在这之后，"日心说"才终于在与"地心说"的角逐中获得了胜利，从此，"日心说"才成为人们看待、思考关于宇宙知识的新的基石。

德国著名诗人、思想家歌德（1749—1832）对这场革命这样评价道："哥白尼学说撼动人类意识之深，自古以来无一种创见、无一种发明可与伦比。""如果地球不是宇宙中心，无数古人相信的事物将成为一纸空言。谁还相信伊甸的乐园、赞美诗的颂歌、宗教的故事呢！"②

爱因斯坦也在哥白尼逝世 410 周年纪念会上有过这样的发言："我们今天以愉快和感激的心情来纪念这样一个人，他对于西方摆脱教权统治和学术统治枷锁的精神解放所做的贡献几乎比谁都要大。""哥白尼这一伟大成就，不仅铺平了通向近

---

① Peter Harrison, *The Bible Protestantism and the Rise of Natural Science*, New York: Cambridge University Press, 2001, p. 178.

② 李兆荣：《哥白尼传》，湖北辞书出版社 1998 年版，第 98 页。

代天文学的道路，而且也帮助人们在宇宙观上引起了决定性的变革。一旦认识到地球不是宇宙中心，而只是较小的行星之一，以人类为中心的妄想也就站不住脚了。"①

从这些话里我们看到，哥白尼的日心说奠定了近代天文学发展的基础，其在颠覆人们宇宙观的同时，打破了人类对地球空间位置的固有认知，也实现了人类关于自我"位置"认知上的一次重大变革。这不仅是空间上的从"地球"到"太阳"的转变，更是心理上的从"上帝"到"自我"的变革。当然，这"变革"对人类命运是好是坏，走向何处，目前众说纷纭、并无定论，故需要我们在谨慎的态度下批判地看待人类这一"空间"和"心理"的"位置"变革。

（二）方法论之源流

想要说清楚哥白尼革命②在方法论意义上实现的转向，就必须从哲学的开端古希腊时期说起。古希腊时期的哲学总的来说是围绕着"一"和"多"展开的哲学。这使得他们不约而同地去追寻那藏在背后的、更为本质的始源。他们认为，宇宙万物都有着唯一的共同的本原，这本原是最初的，也是永恒的。于是他们既不完全依赖于经验观察，也不满足于既有的神话叙述，而是试图通过思辨的理性，去探究所有事物背后的那个"同一"的原理和一切变化的"原质"。

因此虽然泰勒斯（Thales）宣称本原是水，阿那克西米尼（Anaximenes）通过思辨论证又宣称本原是气，赫拉克利特

---

① ［美］阿尔伯特·爱因斯坦：《爱因斯坦文集》第 1 卷，许良英等译，商务印书馆 2010 年版，第 127 页。

② 这里的哥白尼革命指的是自 1543 年哥白尼发表《天球运行论》系统地阐述他的"日心说体系"，接下来由第谷、开普勒、伽利略等伟大的物理学家发展和巩固一直到牛顿将"新的物理学"体系彻底完成。

（Heraclitus）在此基础上进一步通过论证将本原认定为火（后期以毕达哥拉斯学派的思想为基础，提出了著名的"逻各斯"），但我们却可以在他们各自的证明中始终看到那保持着一致的原则，即他们认为的"本原"一定是物质的，而且有且只有一个。这是欧洲思想史上第一次试图通过否定感官而达到抽象概念化的思维探索，虽然此时他们的"世界观"仍然是主要依赖经验而建立起来的，但他们已经开始努力通过这种"寻一"的思维方法去寻找更高的"不定型"或"抽象"的"本原"物质。

而后，毕达哥拉斯学派（因后世很难将毕达哥拉斯本人和其学派的学说分开，故在此使用"毕达哥拉斯学派"这一概念）在米利都学派的基础上继续寻觅这事物背后的更高的"存在"。他们找到了"数"，并在此基础上将前人还逃不出的对感官和物质的依赖彻底摒弃，认为"数"才是可以解释世上一切事物的更本质的那个"一"。他们提出了对后期柏拉图思想影响巨大的"理念论"和"共相论"，对概念性的东西和感知性的东西作了区分，并认为前者是真正完美、永恒的，而后者总是带有缺憾和不足的。

从毕达哥拉斯学派开始，那个最高的、唯一的始源"一"彻底和感官"物质"划清了界限，思维方法走向了"数"与"形"的分离（充分理解"数"与"形"的分离还需要了解第一次"数学危机"的起因、过程和结果，因不属于本书重点，故不做过多叙述），这种概念与感官的分离在之后柏拉图那里达到了顶峰，并从此成为哲学和神学最主要的思维方式。

在这之后，爱利亚学派（Eleatic）的巴门尼德在前人色诺芬尼的"神是不动的'一'"思想的推动下提出了自己的"存在是不变不动的"和"思维与存在关系相同一"的两个命题，并最终通过否定感官，提出真实的存在就是"一"的哲学论断。后期出现的哲学家如恩培多克勒（Empedokles）、阿那克萨戈拉（Anaksagoras）和原子论者们都基本秉承了这一种思维方式，努力寻找更为抽象、脱离感官经验范围的那个"本质"或"一"，一直到苏格拉底的学生柏拉图，① 将这样一种思维方式推到极致，提出了其影响万世的"理念论"。

根据柏拉图的著述，我们知道柏拉图之所以能够提出他的"理念论"，与他的老师苏格拉底始终秉持着比起关注眼前的感性事物而言更关注事物背后的普遍本质即"定义"这一思想有着密不可分的关系。在柏拉图的"理念论"里，世上一切事物和概念范畴的存在根据皆为"理念"，且"理念"本身不仅是一个实在的本体，还是所有实在中最为本质的真正的"实在"。由于柏拉图将一切个别可感事物的存在根据设定在其"理念"里，因此便形成了一个"理念世界"，而在这个世界里，万事万物皆为对理念的分有，同时也都趋向于理念。在"理念"论的指导下，柏拉图眼中的可感事物必然就是不可靠的，也因此必然不能成为一切知识的来源，只有基于"理念"（抽象认识的结果）的认识才是获取知识的唯一途径。感性事物自此被彻底放置于与知识和真理毫不相关的境地中。柏拉图甚至这样描述人的认识活动的辩证性即他的"辩证法"，"人的理念决不引用任何感性事物，而只引用理念，从一个理念到另一个理念，并且归结到理念"②。

---

① 因苏格拉底一生述而不作，所以只能通过他的两位学生柏拉图和色诺芬的著作以及古希腊喜剧作家阿里斯托芬和亚里士多德的作品来探索他的主要思想，因此此处直接从柏拉图的思想展开说明。

② 北京大学哲学系外国哲学史教研室：《古希腊罗马哲学》，商务印书馆1961年版，第276页。

柏拉图的哲学思想将真正的"实在"应为理性的思辨而非对可感事物的感性认知推到了极致，他的思想对后期中世纪经院神学产生了至关重要的影响，甚至一度使得哲学和宗教在近一千多年以来都陷入了"彼岸世界"而无法回头。虽然他的学生亚里士多德以"吾爱吾师，吾更爱真理"的名义对其老师柏拉图的"理念论"进行了挑战和批判，但其"第二实体"的提出，事实上显露出他的哲学思想依旧深受其老师影响而并没有完全跳出"理念论"的桎梏。

亚里士多德否定在个别事物之外独立存在着"理念"，且不认为"理念"在先而具体事物在后，因为亚里士多德认为若要区分"理念"和某个具体事物则需要增加一个"第三者"，而这样势必会陷入无穷倒退。

亚里士多德的"实体"概念（"实体，在最严格、最原始、最根本的意义上说，是既不述说一个主体，也不依存于一个主体的东西。如'个别的人'、'个别的马'"[①]）更多地在追问存在是什么的问题。"尽管最初有许多意义，但实体在一切意义上都是最初的，不论在定义上、在认识上，还是在时间上。其他范畴都不能离开它独立存在。惟有实体才独立存在……存在是什么，换言之，实体是什么，不论在古老的过去、现在、以至永远的将来，都是个不断追寻总得不到答案的问题。有些人说它是一，有些人说它是多，有些人说它是有限的，有些人说它是无限的。所以，我们首要的问题，或者唯一的问题，就是考察这样的存在是什么。"[②] 而这样的追问导致

---

① 苗力田主编：《古希腊哲学》，中国人民大学出版社 1989 年版，第121 页。

② 苗力田主编：《亚里士多德全集》第 7 卷，中国人民大学出版社 1993 年版，第 247 页。

他认为柏拉图的"理念"让太多"非实体"成为"实体"。

所以在这个意义上柏拉图的"分有"和"摹仿"说显得怪诞且自相矛盾，如果一切在这个地方停了下来，那么毫无疑问，亚里士多德的思想此刻已经彻底与他的老师及前人的哲学有了质的不同，那就是一反既往的那种"思想为实，眼见为虚"的传统，将个别的、具体的事物看得比那些所谓"普遍、抽象"的"理念"更重要。

然而，正如后世争论的那样，亚里士多德确实有"二元论"的嫌疑，他徘徊于"唯物"与"唯心"之间，这主要源自于他对"实体"概念的分析。

亚里士多德虽将具体的可感事物当作"第一实体"，但他也在同时将逻辑上我们经常使用的"种""属"概念当作第二实体。"人们所说的第二实体，是指作为属，包含第一实体的东西，就像种包含属一样。如，某个具体的人被包含在'人'这个属之中，而'人'这个属自身又被包含在'动物'这个种之中。所以，这些是第二实体，如'人'、'动物'。"①

第二实体的设立，实际上再一次将"概念"当作了"实体"，不管第一实体具有何种优越性，从中都能看出亚里士多德的妥协和倒退。而这种妥协和倒退又具体表现在他对自然哲学的思考上，这些思考又集中表现在他诸多影响后世深远的自然哲学著作上，如《物理学（phusikesakroaseos）》《论天》《论生成和消灭》《天象学》和《论宇宙》等。

我们知道，在哥白尼之后，伽利略推翻了亚里士多德物理学中所谓的"重的物体先落地"的"不存在虚空"的理论。

---

① 苗力田主编：《古希腊哲学》，中国人民大学出版社 1989 年版，第 125 页。

亚里士多德认为"从上面这些论述可以清楚地看到，分离的（不论是绝对的分离还是在稀薄的事物之中）虚空和潜在的虚空都是不存在的，除非人们完全愿意把被移动的原因称为虚空。但是倘若如此，作为重物和轻物这种东西的质料就会是虚空了。因为稠密和稀薄的东西是依据这种相反的性质才能进行移动的，但它们的承受和不承受则是依据硬和软。所以，它们不是移动的原因，而毋宁说是性质变化的原因"①。

因此重的物体会先于轻的物体落地，而事实上，不管亚里士多德在他的《物理学》中作了多少的逻辑论证，推翻了多少前人关于存在虚空的理论，② 所有这些思辨的结果却不如"比萨斜塔上的一个实验"③（后世对这个实验是否存在以及当时的实验条件是否能有效地得出同时落地的结果充满了争议，此处仅引用其作为一个例子来说明"实验"的重要性），为什么会这样呢？

究其原因，亚里士多德更多关注逻辑上的自洽性。他的理论是基于部分观察结果的大量逻辑推理，尤其是基于他在《物理学》第二章论述的"四因说"和第三、四章论述的"潜能""现实"以及"无限"的理论；而伽利略则是通过观察钟摆，通过对自然进行限定实验的方法去寻求实验结果。说得更通俗一些就是，亚里士多德的结论并不是基于实验结果而是基于对"现实"的预设，因为在目的论里，"目的"是先于一切而存

① 苗力田主编：《亚里士多德全集》第 7 卷，中国人民大学出版社 1993 年版，第 248 页。

② 苗力田主编：《亚里士多德全集》第 7 卷，中国人民大学出版社 1993 年版，第 258 页。

③ Gunnar Andersson，"The tower experiment and the Copernican revolution"，*International Studies in the Philosophy of Science*，Vol. 5，No. 2，June 1999，pp. 143 – 149，452.

在的，哪怕有些他的理论只需要动动手就可以验证，但他宁愿通过逻辑演绎去推导出或验证他的"结果"，也不愿意通过感官去反复实验验证。夸张地说，如果演绎逻辑能在无法用舌头尝出甜味之前基于某些经验可以推出某物是甜的，那么相信亚里士多德可能会认为，之后在条件允许的情况下用舌头去验证某物是否真是甜的这样的行动是多此一举的事情。

这样的事情还有很多，比如亚里士多德在其《论天》中认为"大地是不被运动的，它也不处在中心以外的任何地方"①、"地球是由水、气、火、土四种元素构成，而天体则是由'以太'构成"②、"物体在外力下才能运动"③、"唯圆周运动能连续而无限"④ 等理论都被后世经过实验论证一一推翻。

当然我们不能苛求古人，亚里士多德所在的年代，其观察的手段、条件等非常有限，人们更多地依赖理性而非实际感官经验或可以增强感官能力的手段去对自然进行考察本是情理之中的。因为，即便是到了"伽利略的时代，仅在某一方面证明亚里士多德是错的并不算是伟大的成就。早在数十年前，拉姆斯（Pierre de la Ramee 或 Ramus）就提出亚里士多德的物理学完全不合乎科学法则。亚里士多德运动定律的不恰当至少在400 年前就已经为人所知，并且自那时起已经有相当多的批

---

① 苗力田主编：《亚里士多德全集》第 2 卷，中国人民大学出版社 1991 年版，第 260 页。

② 苗力田主编：《亚里士多德全集》第 2 卷，中国人民大学出版社 1991 年版，第 265 页。

③ 苗力田主编：《亚里士多德全集》第 2 卷，中国人民大学出版社 1991 年版，第 265 页。

④ 苗力田主编：《亚里士多德全集》第 2 卷，中国人民大学出版社 1991 年版，第 266 页。

评……"① 也正是因为这样，由此可见对古希腊自然哲学体系的颠覆是不可能一蹴而就或由个人完成的，它必须是一场持续发酵的哥白尼革命，即从古希腊的亚里士多德到文艺复兴时期的"哥白尼革命"，人们在研究自然哲学时所依赖的方法论必然需要经历一个漫长的转向过程。

在今天看来，在科学革命进程当中，"亚里士多德主义的确遭遇了众多不同的强劲的竞争对手，这是在中世纪晚期没有遇到过的。在整个近代早期，新的世界观——磁的、化学论的、数学的、自然魔法的、机械论的，等等——均作为挑战者和貌似合理的替代品出现，而经院哲学则力图将新的材料和观念吸收到一种'亚里士多德主义'框架中。不同世界体系的捍卫者之间的持续争论不仅引出了各种论战技巧，而且引出了对如何建立一种新的、全面的自然哲学这一紧迫挑战的大量不拘一格的回应。今天看来，很难想象近代早期会发展出如此众多关于基本问题和方法的观点和进路，也很难想象越来越多的自然哲学家会以如此的热忱富有成果地探索他们的世界，并且设计出大大小小的体系来尝试理解这一切。16、17 世纪之所以是'革命性的'，这是一个重要原因"②。（本书便是在"类似"的意义上提出和说明近代早期的"医学革命"的，有关"革命"一词在霍布斯和洛克那里的词义变化，本书在稍后的篇幅中会有较为详细的论述）

那么由哥白尼掀起的这场哥白尼革命究竟在方法论的变革上做了什么贡献，并导致了什么结果呢？

---

① ［美］伯纳德·科恩：《新物理学的诞生》，张卜天译，湖南科学技术出版社 2010 年版，第 209 页。

② Lawrence Principe, *The Scientific Revolution*, *A Very Short Introduction*, Oxford: OUP, 2011, p. 92.

（三）"观察实验与数学的结合"——方法论意义上的革命

正如上面提到的，在亚里士多德那里和在文艺复兴之后的伽利略那里，关于不同重量物体其下落的相对速度的主张并不相同，而这一切从根本上说是因为他们各自的"物理学"是基于一个截然不同的"地球"上的，前者的地球是静止的，后者的地球是运动的。即"与亚里士多德的名字相联系的旧物理学体系，是一个以静止地球为宇宙中心的完备的科学体系。因此，要想用运动的地球来推翻这一体系，需要有一门新物理学。显然，如果能够表明旧物理学的不足，由它甚至会导出错误的结论，我们就有充分的理由拒绝旧的宇宙体系。反之，要想让人接受一个新的宇宙体系，就需要为之提供一门新的物理学……"①

如上所述，基于一个静止的地球还是基于一个会"自转"和"公转"的地球，在面对和解释日常经验事实时必然有着不同的解释体系。过去的基于"地静说"的解释体系在新的证据面前逐渐暴露出了其弊端性，此时便需要不同的解释体系，"地动说"或"日心说"在此时几乎是个必然的结果。而新的解释体系必然要有新的方法论来支持，否则当我们面对前人尚未注意到或观察到的新现象时，就不会有好的"搜集"工具来发现和整理它们，也就不会在此形成一个"现象累积"而最终产生质的变化即新的解释理论的诞生。如果真是那样的话，人类可能永远只会在前一种性质的"地球"中绕圈子，而始终无法获得现有的物理学成果，始终无法看清自然哲学所面对的这个世界的"庐山真面目"。

亚里士多德的物理学通常又被称作为常识物理学，顾名思

---

① ［美］伯纳德·科恩：《新物理学的诞生》，张卜天译，湖南科学技术出版社2010年版，第6页。

义我们也可以知道，亚里士多德的物理学并非完全脱离实际，读过其著作的人很容易被这种常识物理学所吸引，因为它更容易让人理解和接受。"在这样的条件下，独立思考的主要渠道——甚至16世纪的重要争论——都是发生在发现古代作家观点彼此相违的地方。因而，在中世纪后期，虽然有从事实验和追溯尚未探索过的思想领域的人，但是，他们中的绝大多数都像原动力理论家那样只利用亚里士多德体系的最起码的东西，对一个理性思想家来说，这些东西在1500年后至少一定表现出像它在1500年前本应表现出的那种有效性。虽然中世纪后期也有仔细地观察自然，并极大地改进了观察的精确性的人，但这些人却倾向于编纂纯粹描述性的百科全书。当出现了要求加以解释的问题时，他们不是从自己的观察中推出他们的理论，却仍然依赖于已经由古代哲学提供给他们的整个解释的体系。弗朗西斯·培根早在17世纪就曾抱怨观察与解释之间的这种脱离，而他的目的之一正是要指出解释应该怎样从观察中得出。"①

正如培根所抱怨的那样，亚里士多德体系下的物理学并不完全从观察中获得相应的"解释"，而是更多地依赖"逻辑"，依赖亚里士多德建立起来的"形而上学"哲学体系。这也是本小节开始时将哥白尼革命解释为由哥白尼"日心说体系"的提出，受第谷、开普勒、伽利略等一系列伟大的物理学家们发展和巩固，并最终由牛顿将"新的物理学"体系彻底完成，而这一整体事件的原因是新的方法论的形成，经历了从发现矛盾—争论—确立新的方法论这样一个过程。

---

① ［英］赫伯特·巴特菲尔德：《近代科学的起源（1300—1800年）》，张丽萍、郭贵春等译，华夏出版社1988年版，第71页。

　　新的方法论和新的物理学几乎是孪生地出现的，伴随着这对"新事物"的出现，旧的亚里士多德体系下的"物理学"，因其并不是基于实验检验的"新"物理学，而是类似我们很多后人会轻易相信他的理论这一过程一样，亚里士多德接受了很多其老师及前人们的想法和观点。而这从新方法论下建立起来的当代科学体系内来看，显然是无法接受的。因此这便涉及哲学里一个被重点讨论和关注的问题，那就是柏拉图提出的那个经典的问题，即可以检验一切的那个"真理"是什么？在这里这个问题转换为我们究竟应该更信赖我们的逻辑推理，还是我们的观察和实验结果，或者我们有其他更好的选择？

　　接下来笔者就从这门新的物理学谈起，来说说哥白尼革命更深层次的意义在哪里，新物理学究竟"新"在何处？

　　我们知道，按照近代对"实验"的划分，哥白尼本人在其论著《天球运行论》中所做的研究工作，开普勒（这里不提第谷是因其贡献主要为收集观察数据，而并没有将结果进行数学化处理）、伽利略和牛顿早期对运动力学的分析等工作更多地类似于近代常被认为是"思想实验"的东西。这种"思想实验"虽也并未经过实际的"观察"结果或"实验"结果的支持，但只要认真阅读过他们的相关论著的人便可以知道，他们的"思想实验"是基于将问题"几何化"而在一种"数学模式"下论证的，而这与亚里士多德体系下的物理学完全不同。"亚里士多德的体系从未有助于形成这样的一个策略，这个策略是把问题几何化所必需的，而且它使科学本身更有义务去建立处理问题的数学模式。它甚至从未有助于解决像'力的平行四边形'这样一种简单的事情，尽管西蒙·斯蒂文可能并非是绝对的独创，但当他做出这个发明时伽利略还是青年。亚里士多德体系不赞成组合运动的观念，也不适于用数学处理当两种运动复合时物体所遵循的路径。"①

伽利略特别重视数学在应用科学方法上的重要作用，他的实物与几何图形符合程度的研究对于之后的物理学发展，尤其是牛顿的第一、二定律的完成和完善有着重要的启发意义。伽利略认为，恰当的数学证明能够解释所有的"定量性"问题。通过研究，他将物质"数量"化（即后来的质量概念），并使用同样的方式将"时间"乃至"速度""数量"化，为后来运动学问题的研究奠定了"数学式"的基础。尤其是在"惯性定理"的发现中，伽利略创造性地发展了前人关于抛射体的飞行轨迹理论，从而表明了数学证明在科学上的价值。通过发明各种各样的创造性的实验以及通过数学的方式，伽利略为运动学的研究开辟出了新的疆土。伽利略是当时思想家中明确宣称自然规律是数学性的，在《试金者》中，他写道："哲学写在这本伟大的著作中，这宇宙中……它是用数学作为语言写成的，它的特性是三角、圆和其他几何形状……"②

因此，哥白尼革命早期，发生更多的是基于数学方法尤其是几何方法的"思想实验"和亚里士多德学派的实验方法之间的争论，本质上这是一种"新方法论"和"旧方法论"的争论，即"新方法论"要求把可观察、测量的已知的科学问题转化为一个数学（几何）问题，新的方法论致力于沟通"客观世界"与"数学世界"③，而"旧方法论"则是基于亚

① ［英］赫伯特·巴特菲尔德：《近代科学的起源（1300—1800年)》，张丽萍、郭贵春等译，华夏出版社1988年版，第97页。

② Drake, Stillman, *Discoveries and Opinions of Galileo*, New York: Doubleday & Company, 1957, pp. 237 - 238.

③ René Taton, *The Mathematical Revolution of the Seventeenth Century*, Maria Luisa Righini Bonelli and Willliam R. Shea. Reason, experiment, and mysticism in the scientific revolution, New York: Science History Publications, 1975, pp. 283 - 290.

里士多德体系下的实验方法，重视感官经验和实际实验。从根源上来说，同最初的亚里士多德没有更多重视毕达哥拉斯学派的思想一样，"古代数学"在文艺复兴时期才逐渐被恢复并取得重大的新的突破，因此，重视"实验"的亚里士多德学派也同样忽视了数学方法的重要性。

"旧方法论"忽视了数学方法，因此一千多年以来，类似空气阻力这样的东西在亚里士多德体系下一直都是被看作"暴君"很难进行讨论，并在物理学中被"扔掉"。但在"新方法论"里，它们因可以经过处理而合理地在几何化的世界中讨论又被"捡"了回来。"这样发展起来的这个新方法必将使自然科学从那个不仅使亚里士多德派而且使原动力理论家们伤透了脑筋的，且充满常识现象和普通形象的世界中脱离出来，即便对实验来说也会如此。尤其是，从此以后，它必将不断地把心智引导到那些遵从测量和计算的事物上——或者说，使心智致力于那些遵从测量和计算的问题上……那些在开始时可能不易接受这种数学处理的其他对象随着时间的流逝还可以被转换成或改变为其他某类问题。这样，在论证的较后阶段，这些问题就可能依次成为可测量和可衡量的了。"[1]

于是，到了哥白尼革命的牛顿时期，基于当时数学的鼎盛发展（笛卡尔的解析几何、牛顿和莱布尼茨的微积分）以及牛顿本人在数学方面的造诣，对前人成果的集大成并将其完善使得"牛顿力学体系"得以诞生这一历史事件就几乎成为必然——虽然牛顿终其一生在神学和炼金术上花费了更多的时间，然而他真正最宝贵的遗产却是在数学和物理学上。而这

---

① ［英］赫伯特·巴特菲尔德：《近代科学的起源（1300—1800年）》，张丽萍、郭贵春等译，华夏出版社1988年版，第14页。

"必然"的巅峰便是牛顿那本集大成且影响后世深远的著作《自然哲学的数学原理》。当然从今天的角度来看，此时牛顿笔下的"自然哲学"已与其在"雅典"时期的含义并无多少相同之处了。

自此我们可以知道，虽从古希腊自然哲学尤其是亚里士多德的"实体"概念的提出和他的自然哲学思想体系的建立来计算，"实验"的出场到文艺复兴为止已经有着千余年的历史，然而处于这个时期的"实验"，其目的却是散乱的、没有明显相关性的，一直到文艺复兴之后，尤其是哥白尼革命之后，"实验"才逐渐摆脱了世界观的束缚，并终于被"数学"组织了起来。

（四）总结和评价

通过上面的讨论我们可以知道，亚里士多德在理解和解释运动的时候，更多地体现在时间上而不是空间上，即他主要在"潜能"与"现实"的概念下去理解运动，这从他的著作中可以清晰地了解到。但在这样的理论下，如果设定的"现实"或"最终目的"出了问题，比如"地心说"理论中一些"现实"和"最高目的"的设置。当越来越多的证据开始与这一"现实"或"最高目的"相违背时，那么基于此的整个解释就会出现巨大的危机，而这不仅是亚里士多德体系的危机，也是所有"目的论"的危机。

"目的论"自其诞生以来，在哲学和神学方面就具有极强的解释力，甚至是到了现在，它在这两个领域也依旧保持着它绝对的解释地位。然而自文艺复兴之后，"实验"不再受世界观的束缚而获得了长足的进步，各种"实验"成果的累积以及哥白尼革命掀起的将数学应用于整理这些"实验"数据的成功和新的方法论的诞生，最终不仅催生出了"新物理学"

也催生出了足以和"哲学""神学"并肩的"科学"①。

而基于这种"实验—数学"方法论建立起来的"科学"其本身更多地倾向于"机械论"的解释，它并不会在一开始给自己设定任何"结果"，一切都是根据观察所得的结果和数学分析而展开的。于是在"科学"这个领域里，"目的论"变得不再那么强势甚至逐渐销声匿迹，"真理"不再是一个朝着发展、前进的目的或是方向，而是成了方法论、途径，即"方法论"在"科学"里才是其目前为止发现的"真理"。而这种"方法论"的思想源泉就来自柏拉图和毕达哥拉斯学派的思想体系。正如本书在评述亚里士多德思想时指出那样，他对柏拉图和毕达哥拉斯学派思想的轻视，在文艺复兴后期，由哥白尼掀起的近代天文学革命在思想上更多地受柏拉图和毕达哥拉斯思想的影响而非亚里士多德，这一点在开普勒和伽利略的思想里有着集中且明显的体现。

"开普勒认可菲利普·梅兰希通（或译作墨兰顿）的论断，即数学和几何的真理乃是自然之光的余烬"②（the remnants 在宗教概念中常被指作可以拯救未来的后代，在数学概念里为余数）。因此，在开普勒那里，几何是与上帝一样永存的。他认为，上帝用几何来装饰这个世界，几何是世界上最好最美的事物，也是最接近上帝的事物。

伽利略则说："宇宙这本大书是用数学语言写成的，它的字母是由三角形、圆和各种几何图形组成的。毫无疑问，在开普勒和伽利略那里可以看到，柏拉图和毕达哥拉斯的影响在这

① Kozhamthadam, Job, *The Discovery of Kepler's laws: the Interaction of Science, Philosophy, and Religion*, London: University of Notre Dame Press, 1994, pp. 11 – 84.

② Peter Harrison, *The Fall of man and the foundations of Science*, New York: Cambridge University Press, 2007, p. 103.

一段历史中起了重要的作用。"①

从上面的讨论我们可以发现，由哥白尼发起而由第谷、开普勒、伽利略和牛顿一起参与并完成的近代天文学革命不仅在宇宙观上开辟了新的天地，其开启的新的方法论更是在"科学"的领域里终结了亚里士多德左右摇摆的"二元论"，使得科学从此彻底走上了以"实验—数学"为方法论基础的"唯物辩证法"的道路。

即新的"方法论"不仅催生出了近代的"科学大爆炸"时代，近代天文学革命和科学革命也都借此得以发展和完成。那么本书主题近代医学革命又是如何呢？是一并借着这股"东风"发生、发展、完成了呢，还是有着其自身独特的"历程"？

想要清楚地回答这一问题，就需要回到这"一切"的"源头"，也就是"文艺复兴"时期。本书认为，没有对文艺复兴深刻的理解和认识，就无法理解在这之后的一切事件和有关"变革"。故在进入近代医学革命的讨论之前，还需要对"文艺复兴"进行一番梳理和阐释，只有这样，才能真正顺理成章地理解和讨论在这之后的一系列重大事件，也才能对这段历史获得一个更加"唯物史观"的理解。

第二节　近代医学革命的起源和出场

一　"文艺复兴"真正掀起的是一场什么"革命"？

罗马帝国的消亡使得欧洲进入了所谓的漫长的、黑暗的

---

① ［英］赫伯特·巴特菲尔德：《近代科学的起源（1300—1800年）》，张丽萍、郭贵春等译，华夏出版社1988年版，第28页。

"中世纪"，史学家们常把这段时期大致定义为 1000 年。在这一时期内，教会掌管着一切，讨论的主题只能是围绕着"神"或者"圣经"展开。由于整个欧洲在这段时期内在社会、文化、经济等各个方面没有发生太大变化，因此这段时间被认为是欧洲历史发展中停滞不前的阶段，即上面提到的是"漫长而又黑暗"的时代。本书在这里不去讨论"中世纪"是否"黑暗"且发展缓慢这个尚处争议之中的问题，而是更多地想把笔墨放在讨论中世纪教会统治下的人们究竟是怎样的状态，以及这样的"中世纪"如何酝酿出了之后的"文艺复兴"时期，它们之间的关联是什么。

"中世纪"从公元 395 年罗马帝国统治结束开始一直持续到 14 世纪，而"文艺复兴"从 14 世纪开始一直到 16 世纪末。从时间上来看，二者前后相继，而从文化、艺术和看待问题的角度来讲，文艺复兴无疑对中世纪形成了巨大的挑战。

（一）从天上回到人间

文艺复兴运动大致分为南方和北方，或者早期和晚期。早期的文艺复兴运动发生在意大利即"南方"，当时的人们将批判的矛头主要指向了教会繁多的律法和规矩，以及神职人员的伪善。从宗教立场转移到世俗立场的人们渴望通过打破教会制定的繁文缛节，在个性上获得解放，强调人性而非以往的神性，放弃天国的幸福以追求人世间的幸福等一系列做法来对抗长期处于中世纪神学教条下的思想和生活。他们高举着恢复古代文化的旗帜，以个人情欲解放运动为核心，通过公开的堕落来反抗当时教会的种种虚伪和高压的精神控制。显然，此时的文艺复兴本质上流于肤浅，急需朝向更为深刻的思想及文化领域进军来使这场运动影响深远。

上述叙述同时表明，早期的文艺复兴发生在南方即意大利，属于拉丁语世界，而从 15 世纪末开始，由于文艺复兴运动的北传，欧洲北方即日耳曼语世界的人们也加入到了这场运动中。也正是他们的加入，使得这场运动开始从思想上得以不断深化。

北方的文艺复兴运动所关注的点主要集中在宗教问题上。他们虽然主张不同，然而都力求实现从思想体系上而不是从世俗的个人情感上来挑战和批判束缚世人已久的宗教思想和神学教条。如马克斯·韦伯在其著作《新教伦理与资本主义精神》中着重讨论了这一时期由马丁·路德完成的系统的宗教改革对整个资本主义社会和经济的重大影响。他认为，"近代经济生活的精神与惩忿禁欲的新教之理性伦理观念之间"① 有着必然的联系，由此可见这一时期的文艺复兴运动已由情感性的、个别性的世俗化运动转为更为深入理性的、系统的思想运动。

文艺复兴运动从今天来看，脱胎于中世纪晚期，是在欧洲漫长的基督教文化大背景下孕育出来的"新势力"和"新方向"。而这种"新"集中体现在了人们关注的重点和对幸福的追求的变化上。

文艺复兴运动以前，人们更多地将人生的重点放在"神"所在的"彼岸世界"，一生的所有时间和精力全部围绕着"彼岸世界"而规划和展开，甚至对幸福的向往和追求也不例外。而在文艺复兴运动时期，人们逐渐开始将对人生的规划和对幸福希冀的目光从"彼岸世界"拉回到了他们自身所在的"此

① ［德］马克斯·韦伯：《新教伦理与资本主义精神》，于晓、陈维纲等译，生活·读书·新知三联书店 1992 年版，第 116 页。

岸世界"。比起"彼岸世界"和"天国生活"，人们开始更多地将注意力放在"此岸世界"和"此岸生活"上，本质上来看，文艺复兴时期人们的追求已经从"上帝"身上挪开并转移到了"自己"身上。也正因为这样，文艺复兴时期兴起的人文主义才会被学者们看作以人为本的"人本主义"。

（二）"Revolution"一词的真谛

那么，发生在近代天文学革命、科学革命以及本书重点探讨的近代医学革命之前的这场文艺复兴运动，作为孕育之后崛起的"科学"之"母"究竟在这里的意义为何，在今天"科学"几乎一家独大的大环境下讨论它的意义又在哪呢？

笔者认为，以上问题的答案既与当今"科学"的合法性来源相关，也与本书的核心论题即近代医学革命是否值得被提出并认真研讨相关。而在回答上面的问题之前，有必要先对"革命"这一概念作一下澄清，因为我们今天使用的"革命"概念与18世纪以前的"革命"概念含义并不相同。科恩是这样阐释"革命"这一概念的：

不能将革命概念的历史与这个词本身如何被使用的历史分割开来。后者的历史与许多问题密切相关，而这些问题又与科学中的革命问题相联系。第一，这个词本身起源于近代的拉丁文，它是从动词"re-volvere"即"回转"、"展开"、"再读"、"复进"和"反复思考"演化过来的名词；其更深一层的意思是"返回"、"重新出现"。第二，把名词"revolutio"作为一个技术上的术语在天文学（及数学）上使用，始于"拉丁中世纪"。第三，在政治意义上逐步采用"revolution"一词，用来表示一个周期性的过程或盛衰现象，含有返回到先前某种状态的意味，最后又含有"推翻"的意思。第四，在政治领域，"revolution"同推翻统治者的过程相联系，后来，"推翻"这个含义又与"revolution"的周期性含义分离开来；这时，"revolution"这个词开始用来表示一件具有特殊意义的事件。①

更进一步地说，"革命"一词的含义并不是从来就像现在这样，它的含义随着历史的发展经历了从古代到中世纪再到文艺复兴时期然后是 17 世纪最后到了现在。

阿瑟·哈图（Arthur Thomas Hatto）在其《革命——一个非常有用的历史词汇的研究》② 一文中认为，在希腊时期，"revolution"一词的含义起初在柏拉图的《理想国》里常被理解为一种政体上的"演化"，而后到了波利比乌斯（Polybius）那里其含义发展为"政治革命的周期"，最后亚里士多德在其《政治学》里对波利比乌斯的想法进行了批判并提出自己的"革命"含义，即"metabolekaistasis（起义引起的变化）"③；而之后的"罗马人也没有一个用来表征'革命'概念的单一词汇。在拉丁文中，与我们'革命'概念相近的词主要是'novaeres（新事物，新方法）'，它实际上指的是我们叫做革命结果的东西；用来表述革命行动的短语是'事态的变化'和'政府的更换'，这些词语在文艺复兴时期把亚里士多德的

---

① ［美］I. 伯纳德·科恩：《科学革命史——对科学中发生革命的历史思考》，杨爱华、李成智等译，军事科学出版社 1992 年版，第 9 页。

② Arthur Thomas Haato，"'Revolution'：An Enqulry into the Usefulness of an Historical"，*Mind*，Vol. 58，No. 232，1 October 1949，pp. 495 – 517.

③ ［美］I. 伯纳德·科恩：《科学革命史——对科学中发生革命的历史思考》，杨爱华、李成智等译，军事科学出版社 1992 年版，第 21 页。

《政治学》翻译成拉丁文的各种译本中保留了下来"[1]。值得注意的是，"在后来的拉丁文里，名词'revolutio'有了古拉丁文'conversio（旋转、转圈或转动）'的含义。我们可以从5世纪中找到两例……"[2]

中世纪时期及文艺复兴早期，"revolution"一词主要在天文学中使用，其主要含义便是延续了自5世纪以来其获得的新含义——"旋转"，如我们熟知的哥白尼、伽利略等人都在其著作中（如《天体运行论》和《关于两种主要世界体系的对话》）使用了这一词汇。而随着文艺复兴运动的发展，"revolution"的含义开始不再拘泥于天文学和占星术范围内，"它可以是任何周期性（或准周期性）现象，最终也可以按顺序依次通过一系列阶段——一个周期（在'完整周期'的意义上）的任何一组现象。甚至文明或文化的兴衰，如同潮汐的涨落一样，也被称作一次revolution。显然，所有这些场合下的含义都与该词原始天文学意义相联系"[3]。

在文艺复兴晚期一直到17世纪这段时间，"revolution"一词的含义逐渐分化，甚至这一个词本身就有着两种截然不同的含义。即它既表示一个经历了各个阶段又回到初始状态的循环周期或涨落过程，也表示发生了重大的政治事件，有着推翻、翻转的含义。"第一种意思产生了完整周期或曰转动360°的概念；第二种意思则产生了逆转180°的概念，实际上也就是指短时间内发生的一次巨大变化，这很像1789年以后的革命概念

---

[1]　［美］I. 伯纳德·科恩：《科学中的革命》，鲁旭东等译，商务印书馆1998年版，第76页。

[2]　［美］I. 伯纳德·科恩：《科学革命史——对科学中发生革命的历史思考》，杨爱华、李成智等译，军事科学出版社1992年版，第22页。

[3]　［美］I. 伯纳德·科恩：《科学中的革命》，鲁旭东等译，商务印书馆1998年版，第77页。

（政治革命）。"① 随着时间的推移，"英国革命（或称作光荣革命）""美国革命"和"法国大革命"的相继爆发，促进了"revolution"一词的含义从天文学发展到政治领域甚至是人类生活当中，这种转变也集中体现在托马斯·霍布斯和约翰·洛克对政治事件的讨论中，也正是经过这种讨论，"revolution"最终在洛克那里获得了接近于现在的含义。

洛克在其《政府论》一书中，两次明确使用了"revolution"这一术语来表示政治的周期性变化，他在书中指出，"这种革命不是在有一点失政的情况下就会发生的。对于统治者的失败、一些错误和不适当的法律和人类弱点所造成的一切错误，人民会容忍的，不致反抗或口出怨言的。但是，假如一连串的滥用权力、渎职行为和阴谋诡计都殊途同归，人民可以了解其企图——人民不能不感到他们是处在怎样的境地，不能不看到他们的前途如何——则他们奋身而起，竭力把统治权交给能为他们保障最初建立政府的目的人们，那是毫不足怪的"②，"在过去年代我国发生的多次革命中，人民迟迟不肯放弃他们对旧制度的倾向，仍旧使我们保留由国王、上议院和下议院所组成的旧的立法机关或经过几番无结果的尝试之后仍使我们重新采用这一制度"③。

通过以上的讨论，我们清楚地了解了"革命"这一概念其含义的变化与发展。在此基础上，我们便可以来说明文艺复兴这场横跨几个世纪的运动究竟掀起的是一场怎样的革命。

---

① ［美］I. 伯纳德·科恩：《科学中的革命》，鲁旭东等译，商务印书馆1998年版，第79页。

② ［英］洛克：《政府论》，刘丹、赵文道译，湖南文艺出版社2011年版，第87页。

③ ［英］洛克：《政府论》，刘丹、赵文道译，湖南文艺出版社2011年版，第87页。

　　如前所述，文艺复兴时期的人们在使用"revolution"一词形容自己正在参与的改革运动时，这一词汇主要的含义与今天该词的含义并不相同，那时的人们追求的是通过这场运动回到"以往"的更好的时代。"revolution"一词在那时的语境当中主要是指"返回、回复或重新出现"。返回什么呢，这便需要有一些对西方文化的基本常识。即自古以来，西方文化（世界上其他主流文化也类似）下的人们认为真正的进步是"时光倒流"，因为人们认为随着时间的推移，他们所处的环境、社会和生活等各个方面都在日益朝着更为混乱和更加恶劣的方向发展，尤其是根据《圣经》的记载，最早的人类"亚当"和"夏娃"无忧无虑地生活在极乐的天国"伊甸园"，而随着他们因"犯罪"被赶出伊甸园后，"人类"从此进入了"失乐园"。

　　因此文艺复兴时期（一般被描述为对古希腊、罗马文献的搜集和整理的时期）的人们在经历了漫长的"中世纪"之后，在肉体上承受着"黑死病"大暴发考验的同时，精神上也接受着古希腊思想回归（从中世纪百年"翻译运动"到亚里士多德思想的"再"发现）和"十字军东征""地理大发现"、频繁的贸易往来、印刷、火药、眼镜、时钟、天文望远镜，以及更先进的船只等科技发明带来的新世界、新文化的冲击。在这种背景下，受锢于教会"禁欲主义"，在各个方面被严格管控的人们开始寻求在宗教思想之外建立自己的思想体系。值得一提的是，此时的人们以及文艺复兴运动的目的并不是将"人"与"神"对立起来，而是希望通过将人与自然相对比，凸显出"人"与自然的异同，在彰显出"人"独有的价值和尊严的同时，也强调"人"的自然属性。

　　如马克思在年轻时代的座右铭所述的那样，即"人所具有的，我无不具有"，这一时期的人们开始自由地追求他们那属于"自然"的一部分欲望和需求，去成家立业或去追名逐利，去竭尽所能地实现自己可能的各方面的潜能。

随着宗教腐败的加剧，在教皇亚历山大六世为了重修彼得大教堂而推行"赎罪券"从而引发广大信徒的愤怒之际，马丁·路德于1517年10月31日在德国维登堡教堂张贴了自己著名的《关于赎罪券效能的辩论》（即《九十五条论纲》），开始了"宗教改革"运动。这场"宗教改革运动"最终促使人们从漫长的中世纪教会思想禁锢中彻底解放出来，人们终于找到了"人间"与"天国"之间的平衡点，由文艺复兴运动带来的"人文主义"思想也借此站稳了脚跟，艺术、文学、法学、历史学等人文学科逐渐开始与神学比肩存在，神学不再是人们生活的全部而逐渐开始成为人们生活的一部分。

由此我们可以说，文艺复兴运动掀起的是一场"再生"（意大利语：Rinascimento，由 ri－"重新"和 nascere "出生"构成）的运动，是一场让古希腊、罗马的"文艺"重新在欧洲绽放的运动。这种对"再生"的呼喊和追求表达了人们在没有其他成熟的"思想体系"对抗统治已久的"神学传统"的背景下，借助"复兴"更为早期的古希腊、罗马文化来表达他们对腐朽、虚伪的天主教神学统治的极度厌恶。他们强调"人"的能力，目的是将他们人生的重点放在"此岸"而非"彼岸"，将幸福的实现和"神"对他们的选择放在"此岸"的努力和"因信称义"上，而不是"彼岸"和神父或教会的决断上。

二　近代医学革命的出场

对"革命"下定义不论是在政治领域还是在人文、社会领域内，无疑都是一个一经提出便会引发讨论且一时难以获得统一答案的问题。在这一点上，显而易见的便是，对构成一场革命的要素进行讨论或对革命直接下定义这样的事情本应是哲学的任务，而这样的任务又与历史相关，故不论是讨论"近代天文学革命"还是"近代的科学革命"，抑或是本书的主题"近代医学革命"，凡是涉及"科学"和"革命"的，往往都由从事科学哲学、科学史工作的人来研究并给予解释和说明。因此，在提出和说明近代医学革命这一概念之前，有必要预先说明本书是在何种前提下定义和使用科学革命这一概念的。

我们知道，即便到今天，科学家和科学史学家在讨论到究竟科学革命是一系列连续的小"革命"累积而成的还是由不连续的巨大进步造成的这一问题时依旧争论不断，没有定论。故本书在此首先要说明的便是"（1）什么是革命？（2）如何确定革命是否已经发生？"并不是同一个问题，前者更多地涉及哲学讨论，是个哲学式的定义，后者更多地倾向于历史考察。本书是先从后者的意义上检验和确定近代发生了这样一场"医学革命"，再从前者的意义上分析它与别的革命之间的关系，在此基础上讨论其如何也是一场发生了"范式"转换的"革命"。

今天，我们常常会听到哥白尼革命、化学革命、计算机革命、达尔文革命以及医学革命等革命事件，似乎我们在不经意间已倾向于把某些"事件"看作"革命"。然而这些"革命"事件究竟是来自我们"语言传播的通俗化"，还是我们有确切的判断依据来说明确实在某个领域已发生了一场革命。若想回答这一问题就需要我们对如何确定革命是否已经发生这个命题进行细致讨论。关于这一点，美国科学史家科恩提出了四点证据用来判断一场科学革命是否已经发生，他认为，涉及概念的变化和新的解释标准、假说、公理或规范被广泛接受和认可都可称为一次"革命"事件。具体来说，他认为有以下四个标准可供参考判断是否有"革命"性质的事件发生：

1. 见证人的证词；
2. 后来叙述该学科发生了革命的历史文献；
3. 历史学家，特别是科学史家和哲学史家的评判；
4. 当代从事该领域研究的科学家的普遍意见。①

本书赞同科恩提出的以上证据，但考虑到以上四项判据在具体操作过程中涉及的方向、领域和层次均有不同，且其在判断力上的"分量"也有所不同，加上近代医学革命相较其他革命的"特殊"之处（后有详细评述），故本书希望在兼顾以上证据的同时，以和近代天文学革命对照的方式说明本书主题近代医学革命。这么做一方面是因为这两场革命从"范式"转换的意义上来说极为相似，更重要的是从"革命"的意义上来说，以整个文艺复兴以来宗教、艺术、文化和科学的发展和变革为背景，将二者放在一起进行简较和研究，会形成一个新的"视域"去看待科学革命以来的"科学史"、科学的发展和未来的科学走向。

① ［美］I. 伯纳德·科恩：《科学革命史——对科学中发生革命的历史思考》，杨爱华、李成智等译，军事科学出版社 1992 年版，第 3 页。

第二章

近代医学思想之源

近代医学革命虽诞生于文艺复兴后期，但如若我们追溯其思想之源，我们会发现自人类诞生以来，人们对于疾病的各种原始的"医疗"尝试就已经在世界各地以各自独具特色的形式存在了。接下来我们将对文艺复兴以前的医学史的发展脉络进行简要的介绍，这样做一方面可以更好地理解"近代医学"的思想之源，另一方面，也可以为后面的比较做背景性和知识性的铺垫。只有做好了以上工作，我们才能更好地理解本书的论述核心——近代医学革命的诞生、发展和意义。

第一节 "医学"的诞生

一般而言，不论是作为考古工作者还是作为医学史家，考证和评估关于"原始医学"的事件往往比考察"原始疾病"要细致和谨慎得多。因为前者往往由于一个"证据"可能由多种原因造成，进而可能需要更多的证据来辅助证明，而后者在现有科学手段的辅助下一般比较容易做出判断，得出结论。因此，当我们在诸多文化中进行考察之时，我们发现"巫术"

或"巫医"在许多文化中都扮演着极为重要的角色，甚至在今天，它依旧为一些我们现有的"逻辑"和"理性"无法回答的问题提供着它独有的解答。

我们这里不花过多笔墨去讨论"巫术"和"宗教"的区别，而将讨论的重点放在当远古时期的人类面对着自身各种生理变化以及任何人都难以逃脱的"生老病死"现象之时，他们区别于当下人们对自然和自身的理解。当时的人们在求"生"本能的催动下，为了自身的延续，为了种族的延续，他们会诉诸何种方式去理解自身发生的"变化"，理解他们与"自然"的关系，这便是在众多文化中盛行，甚至在今天仍在某些文化中和某些地方可以找到的拥有着"神秘力量"的"巫术"与"巫医"。

一　原始医学

"在原始医学中，'超自然'涉及疾病与治疗的所有方面。因为疾病与不幸是超自然因素的结果，巫术对预防、诊断和疾病的治疗是必要的。一切事物必定有可见的或不可见的原因，因此看不见明显直接原因的疾病必定是由于魔鬼、神灵、上帝、妖术、巫术或是因受害者丧失了某种灵魂等。有了病就需要求助于那些有能力控制疾病的具备超自然因素的人们，如萨满巫师、巫医、智者、占卜者、女巫、牧师、术士、男巫等。"[①] 以上各种不同头衔且拥有不同社会角色的人虽在人们的具体生活中有所区别，甚至有些无法在同一文化、同一社会、同一地区共存，但在今天看来，从他们在"医学史"上的地位

---

① ［美］洛伊斯·N. 玛格纳：《医学史》第 2 版，刘学礼主译，上海人民出版社出版 2017 年版，第 15 页。

来看，都可以统称为"医者"，即都可被看作为"医者"。

这些"医者"在行使他们的"超自然"的巫术或能力时，虽有时会"疯疯癫癫""胡言乱语"甚至"手舞足蹈"，但事实上这些在他们自己看来，都是有着明确的延承，且都是在严格遵守"规矩"在做事，并不是"随心所欲"、随意为之的。虽然这其中不乏浑水摸鱼、滥竽充数的骗子，但一个有趣的现象是，当某个"医者"患病时，他（她）依然会找另一位甚至一些"医者"来为他（她）进行"治疗"，即便他（她）知道这其中所有的骗术，他（她）也依然会"真诚"地希望这种"仪式"或行为产生作用治愈自己的病痛。可见，"巫医"与现代科学方法论下的医学所形成的文化完全不同，前者与文化、宗教、信仰等关系密切，而后者较为独立，主要通过"实证"的方式解释和说明。

令现代的医疗工作者困惑的是，他们不明白为何在基于实证科学建立起来的现代医学拥有着对疾病预防和诊疗如此强大的解释力的今天，这些原始医学的医疗传统和体系仍然能找到土壤生存，不仅在非洲和中东等地也在中国、印度等国家兴盛，甚至在全世界都有大量的"信众"。这些问题显然无法用"科学尚不能回答所有问题，仍需继续发展，终有一天科学可以解决所有问题"的"科学万能论"的想法搪塞过去。因为这种想法充其量只是一种美好的"信念"或"希望"，即幻想科学有朝一日可以等同于"真理"，可以变成那把解决一切问题的"万能钥匙"。与这种美好的"理想"不同，人们毕竟是在现实中生存的，当看到科学给人类和自然带来各种各样的"弊端"之时，这样的想法自然就会回到"现实"之中。当然，事实上，"科学"的解释力虽日益强大，但本质上来说，"科学"与这些"医者"们所耕耘的并不是同一块"领地"，由于对任何疾病的预防和诊疗的成功都必须基于文化、社会、医院、医患群体和个体的生理、心理和药物等因素的共同作用而实现，因此单靠"科学"这一剂"猛药"显然并不能"药到病除"。

那么，巫医究竟有着怎样的历史，它与今天占据主流的"现代医学"又有着怎样的渊源呢？

"巫术医学的思想方法主要是经验的，所以巫术医学的根源存在于经验医学中"①，在原始社会的部落中，常见的巫医用来治疗疾病的手段主要有宗教仪式、驱魔咒语和"药物"，这其中还包括一些辅助手段，如精神媒介、卦象图示和水晶球等道具。信赖巫医的人们认为，由超自然力而导致的疾病，必然需要超自然力的"救助"才能康复，而巫医便是那可以与神灵沟通获取神的祝福拥有超自然的治愈能力的人。

早期的巫医一般懂得如何借助占星去巩固自己在人们心中的"神圣"地位，他们对草药、动物等自然知识的了解多于常人，有些巫医甚至还懂得如何控制他人的心理反应，通过类似于今天的心理暗示，让越来越多的人相信他就是那个可以拥有神秘力量战胜邪魔恶鬼的人。此外，由于早期人们医疗知识的匮乏，疫病经常暴发，大量人口在这一过程中死亡，巫医在这种背景下更是迅速提升了他们的地位，他们在医疗方面的权威性也毫无疑问地得到了巩固和提高。如现代考古工作者们发现的用来避邪的各种各样的"护身符"（如有动物的骨骼和牙齿、植物、动物或人体的器官如生殖器等），以及各种用于文身和悬挂的图案（如动物图腾或神灵等）等都是巫术曾在人

---

① ［意］阿尔图罗·卡斯蒂廖尼：《医学史》，程之范等译，译林出版社2014年版，第16页。

群中广泛流行的实证。

通过以上的讨论我们知道，巫术医学以经验医学为基础发展、兴盛，在此过程中巫医们一方面密切观察自然，保持着与自然的紧密联系，另一方面通过他们特有的带有神秘色彩的巫术始终与本地的文化和信仰保持着密切的联系。接下来，有必要在此梳理介绍一下那些对后期"医学"的诞生产生了重要作用的早期"巫医"（包括僧侣医生）。

二 "巫医"在各地的发展

当今的考古证据表明，人类最早的文明诞生于气候温暖、土地肥沃的地中海东部盆地和幼发拉底河与底格里斯河中间平原地带。"地中海沿岸曾有 5000 年的流血战乱，发生过极为重要的政治事件，是一神教的发源地，艺术和科学起源于此，至少可以说这里是最发达的地方。我们可以按照医学的突出现象大致确定医学思想进展的年代。在公元前 4000 年，南美索不达米亚人就已经开始形成系统的医学思想，从中产生了亚述—巴比伦医学。公元前 2000 年，埃及医学有了长足的发展，与此同时或稍晚，米诺斯文明也得到了高度发展，但其医学情况我们所知甚少。以色列人的医学思想约形成于公元前 1500 年，荷马时代的医学约可列在公元前 1000 年……"① 因此，本书接下来将按照考古证据表明的大致年代顺序介绍以上不同时期的"医学"。

美索不达米亚人的医学思想是典型的巫医思想，他们坚信疾病与自然季节、日月星辰的变化相关，人体的生理、病理现

---

① ［意］阿尔图罗·卡斯蒂廖尼：《医学史》，程之范等译，译林出版社2014 年版，第 27—28 页。

象与自然界中其他动植物的现象非常类似。他们认为血液是生命能量的源泉，贮存血液的脏器肝脏自然便是生命乃至命运的关键，因此不管是巫医治愈疾病还是占卜吉凶，肝脏都是首先要检查和探视的重要脏器。"此种概念传给亚述—巴比伦医学，更传给以后的民族，特别是伊特鲁里亚人，其证据可在《圣经》中找到。如《以西结书》（21章）中说：'因为巴比伦王站在岔路那里，在两条路口上要占卜。他摇签求问神象，察看牺牲的肝……'"①

约在公元前2300—前2000年，随着巴比伦和亚述帝国对美索不达米亚区域的征服，巴比伦成了当时政治、经济和社会的中心地带，也理所当然地成为当时宗教崇拜的中心。巴比伦的医神马都克（Marduk）善治百病，且是巫术师的祖师。当时的医学神话里也拥有大量的"医神"，有"众医神之长"，也有"众医之王"，还有可以专属治愈某种疾病的"医神"等。不管怎样，当时的巫医主要是用符号或符箓施行巫术来治愈疾病和占卜吉凶。当然，从今天来看，亚述—巴比伦医学虽盛极一时获得了较大的发展，然而他们所遵循的指导观念依旧是"巫"的。可喜的是当时已经逐步允许"非巫医"或"僧侣医生"行医，唯一需要的便是遵守当时的医学行业"标准"即可，这点在成书约于公元前1900年的《汉谟拉比法典》中有着详细的记载。

古埃及因受东方和非洲的影响较大，因此其医学的特点在不同时期、不同地方都有所不同。如凡是与东方接触较为密切的地方，其医学特点往往倾向于巫医或僧侣医学，而凡是与非

---

① ［意］阿尔图罗·卡斯蒂廖尼：《医学史》，程之范等译，译林出版社2014年版，第31页。

洲联系较为紧密的地方，其医学特点则主要为经验的或实用的医学。因本书论述的重点是西方近代医学史的起源和发展，故本书在这里主要就古埃及医学相对于其他文明对后期"医学"发展影响较大的"特点"进行描述。

与亚述—巴比伦的人不同，埃及人认为"呼吸"才是人的生命之本。他们也重视对于血液的研究，由于埃及"金字塔"文化的控制，埃及的巫医或巫术师最早形成了专属于他们自己的特殊阶层。他们常配有"祭司""太医"甚至"大先知"这样的荣誉头衔，这些不同的头衔同时也使得他们开始形成一个比较完善的专属于"医者"们的阶层。也正是因为这样，埃及医学作为一个庞杂的整体反倒对后世的"医学"产生了更为重要的影响，如希波克拉底医学学派就深受埃及医学的影响。

以色列的巫医思想主要来自犹太教的思想。因犹太教教义认为唯一的上帝掌管着一切，包括健康和疾病，故疾病相对于健康而言，就是上帝对人的惩罚。因此，这里的巫医主要通过"祈祷"和"符咒"来解除来自上帝的"惩罚"或来自魔鬼的"诅咒"。由于犹太教教义认为"只有我自己、上帝才是医生"，健康和疾病都由他们的神所掌握，那么解除疾病就理所当然只能由他们的唯一的神来施行。故与其他文明中的巫医发展不同，这里的巫医深受犹太教的禁止而发展停滞，这也直接导致今天对这一地区的医学考察只能通过研究以色列人的宗教思想和条文来管中窥豹。不过可喜的是，由于犹太教教条中有着大量对"卫生"的训导，因此这一地区的人们可能拥有最早的"卫生法规"。而以色列在这一时期的医学特点主要是宗教指导下的卫生知识，至于治疗等其他"内外科"知识的发展则几乎停滞甚至倒退，往往依靠"神迹"来解决由"卫生"

解决不了的疾病和问题。

本书虽主要论述的是发生在西方的近代医学的起源，但考虑到印度、中国的医学起源和历史也同样非常悠久，且极有可能通过早期的文化交流和贸易往来传到西方并产生了不小的影响，故在这里也准备对其"巫医"时代的"医学"进行简单的介绍。

医学典籍《阿维斯塔》（*Avesta*）详细地介绍了古代波斯的医学发展，根据该书的介绍，由于当时人们的信仰生活对"洁净"有着诸多的仪式和法规，所以当时的巫医理所当然地认为疾病的产生是源自恶神所致的"不洁"，故凡是接触过动物或人尸体的必须施行"洁礼"，否则必招致病祸。"治病寄托于善神阿胡拉·马兹达和他的圣言，每次治病总要祈祷、礼拜、祈求神佑、画符。阴曹是死人的居所，那里有许多恶鬼可使人遭灾生病。避免此种恶因唯有向神祈祷才有用，此外别无他法……"①

相比于其他地方的医学，印度医学可以说几乎完全消失在了历史的长河当中，如今只剩下一些通过口口相传或民间实用保留下来的信息。不过由于印度近代的医学文献仍然是采用古代的方式研究著述，且从古代流传下来的"医学"典籍在今天的印度依然被翻印和学习，因此我们大致可通过这些方式来窥探早期印度医学的特点。

根据印度吠陀医学的重要文献《阿达婆吠陀》、《攘灾明论》（*Atharvaveda*）和《妙闻集》（*Susruta*）的记载，由于宗教禁止接触尸体，因此早期的印度医学解剖学的发展与同时期

① ［意］阿尔图罗·卡斯蒂廖尼：《医学史》，程之范等译，译林出版社2014年版，第75页。

其他文化下的医学极为类似，即同样经历了漫长的停滞期。然而与其他文化不同的是，由于地区文化和环境的需要，印度的外科学又在独立发展的前提下领先于别的文明，其在整形方面的造诣更是精湛高超。由于印度医学史文献的年代问题至今都是学界争论的话题，因此要想详细说明印度早期的医学史的情况已经变得比较困难，但又因为印度医学的特点是几千年来变化较小，因此我们大致可以知道印度医学思想比较本土性，它主要是基于对本土的气候和动植物的研究而发展起来的，因此它关于医疗、卫生和饮食等方面的规定相应地也都是根据本土的宗教和文化习俗而制定发展的。从今天来看，印度医学虽相比其他文明发展较为缓慢，但它却在药理和药物方面为世界医学做出了较大贡献，究其原因，很有可能是在特有的文化习俗熏陶下，他们将"饮食"即"饮食疗法"认定为治疗的基础原则，而这一点导致他们在药物发明方面比其他文明投入了更多的精力和时间。

在中国的神话故事中，医药最早是由生活在公元前 2700 多年前的神农氏创造的。由此可见，中华传统文化最早也是经由巫术、魔法和神灵阶段发展而来，如《管子》中就有对"巫医"的提及："上恃龟筮，好用巫医，则鬼神骤祟。"[1] 巫医在中国古代与其他文明一样，也都是通过祝祷的方式帮人治愈疾病，如《黄帝内经·灵枢》贼风篇中记载的"先巫者，因知百姓之胜，先知其病之所生者，可祝而由已也"[2]。随着巫医文化的继续发展，在中国古代的巫医治疗中也逐渐出现了

---

[1] 《管子》，李山译，中华书局 2009 年版，第 30 页。
[2] 郭霭春编著：《黄帝内经灵枢白话解》全两册，中国中医药出版社 2012 年版，第 371 页。

祝祷和"药物"共同在治疗中发挥作用的现象，如《山海经·海内西经》中记载的"开明东有巫彭、巫抵、巫阳、巫履、巫凡、巫相，夹窫窳之尸，皆操不死之药以距之"①。"巫在驱邪愈病的过程中常借助于医药，而医在治疗疾病时也兼用巫术，于是历史上便一度出现医巫合流的奇妙现象。但在当时一般人的观念里，还是尊巫卑医，错误地认为巫术比医术高明。医药只能治有形的病，针石只能治生不能治死；巫术却能治无形的病，能使人起死回生。在这种世风下，一般医者为迎合时人心理，也便兼学些巫事。"② 可见在中国的巫医历史中，"巫"和"医"很早就处于一种共存竞争关系了，随着它们的竞争，早期的中华医学为世界医学贡献出了针灸、草药和人（内环境）与自然（外环境）和谐的治疗理念等重要医学思想及治疗手段。这些都是人类文明中宝贵的财富，直到今天它们不仅在中国，而且在世界各地的医疗过程中依旧发挥着重要的作用。

从上面的讨论我们可以知道，早期的"巫医"更多的是一种"巫术"或"医术"，它并没有形成系统的理论和实践知识，虽然来自不同文明下的这些"医术"在"内科""外科""解剖"和"生理"等知识上已经取得了不小的成就，但它们依旧是在"疾病"的症状中寻找"办法"，并没有努力形成一套系统的"医学"理论。当然，"巫医"时代的医学更多地与当地文化、神话和宗教信仰相关，没有独立出来构建自己的体系也情有可原，不过也正因如此，使得最早（1570年）试图撰写医学史的来自巴塞尔（Basle）大学的茨温格（Zwinger，

---

① 周明初校注：《山海经》，浙江古籍出版社2011年版，第138页。
② 刘伯阜：《巫医说》，《中医药文化》1992年第3期。

T.）将医学的起源归于"古希腊"的医学传统。

三　古希腊医学及希波克拉底

如上所述，从今天不断出现的新的考古证据来看，希腊医学的黄金时期并不是像几个世纪以前的人们认为的那样诞生于希腊本土，恰恰相反，它深受许多民族文化的影响。由于战争征服、文化贸易往来等原因，早期的希腊大量汲取着各民族宝贵的知识和文化遗产，其他民族的"医学"思想同哲学、天文学和数学等一道被希腊人汇集并融入了他们自己的文化中，由此形成了今天谈论任何知识的起源都绕不开的一个时间段——古希腊时期。

公元前 5 世纪以前，古希腊的"医学"文化同其他文明一样处于"神话"医学、"僧侣"医学和"经验（本能）"医学共存的时代。《荷马史诗》中的《伊利亚特》（Iliad）和《奥德赛》（Odyssey）部分中大量记载了希腊早期关于医者、医疗和医学发展的情况，尤其是在《奥德赛》中，罕有地提到了关于当时"巫医"的治疗行动，诗中讲述了巫医如何通过符咒治疗病人。值得注意的是，早期的希腊医学与其他文明的医学都不相同，巫术和僧侣医学在当时并不是主流，由普通人施行的经验医学可能更是当时人们的首选。

当然，由于受东方文化的影响，《荷马史诗》后期的医学逐渐开始神秘化和僧侣化，如后来的人们开始信赖阿斯克勒庇俄斯（Asclepius）圣庙医学，将暗示疗法和巫术治疗当成疾病灾祸来临时的首选。值得注意的是，随着时间的推移，孕育着试图通过思辨的反思发现、理解和解释自然的希腊哲学的同时，一种新的体系化的以观察和经验为基础、不断通过批判反思寻找规律的"医学"也诞生了。正是在这样的氛围当中，既诞生了像泰勒斯、毕达哥拉斯、苏格拉底、柏拉图、亚里士多德这样影响后世深远的巨匠，同时也诞生了西方医学之父——希波克拉底。

从今天来看，古希腊的医学思想正如我们耳熟能详的哲学、数学和艺术等思想一样，都处在不存在任何崇拜限制，可自由讨论的氛围当中。由于当时的一切思想基本上是围绕着"哲学"思想展开的，因此当时的哲学家既是博物学家也是生物学家或"医生"。从现有的文献中我们可以知道，古希腊早期的医学产生于泰勒斯（他同时也被柏拉图和亚里士多德认为是哲学的创始人），他的思想启发人们获得一种思考理解"自然"的方法，并在此基础上帮助人们认识"自然"，将"自然""物质化"或"元素化"。这种思考"方法"在毕达哥拉斯学派（根据绪论部分对毕达哥拉斯学派的介绍，这里应该继续使用毕达哥拉斯学派这一词汇），尤其是阿尔克马翁进一步发展，[①] 促进了后期恩培多克勒的四元素说，[②] 并最终在医学上，由希波克拉底医学学派将其与自己的"四体液说"结合并应用到医疗的各个领域中，使得其达到了发展的顶峰，让当

---

① 毕达哥拉斯学派的基本原则中有这样的三条，一是灵魂不死，二是灵魂可以在不同时期进入不同种属的动物，三是各种动物彼此存在着联系，这三条原则和毕达哥拉斯学派关于数和音乐的"和谐理论"深深地影响着当时的阿尔克马翁，他热心思考和研究，提出了医学和哲学需结合的思想，认为组成人体的所有物质都是同律（Isonomia）的，因此健康就是这些同律的物质处于和谐状态，而疾病则是处于不和谐状态。

② 恩培多克勒认为世界万物是由四种元素构成：水、火、土和以太（气）。这四种元素构成并决定其他各种形式的生命，它们之间和谐就意味着健康，反之就意味着疾病，指导这四种元素的有两项基本原则：一是外在的不协调的，二是内在的协调的，因此恩培多克勒的生理学基础是二元的，即四种元素动作协调一致导致统一体，反之则分崩离析，而这同时也构成了物质活动的"动力"原因。

时的希腊成为所有文明中最为璀璨耀目的医学圣地。当然，它
的影响并不仅仅限制于当时，直到 18、19 世纪，西方仍有很
多医学院或大学将其著作作为必读的教材教育指导他们的医
学生。

根据索兰纳斯（Soranus of Ephesus，98—138）的《希波
克拉底生平》（*Life of Hippocrates*）记载，希波克拉底于公元前
460 年或公元前 459 年出生于希腊的科斯岛上，度过伟大而又
传奇的一生之后高龄去世（关于其死亡的时间仍有争议，但可
以确定的是其死亡时年岁已高）。他生前是一位享有盛誉的医
者。"柏拉图在《普罗塔哥拉篇》中，把他和波利克利塔①
（Polycletus）以及菲狄亚斯②（Phidias）相提并论；亚里士多
德在《政治学》（*Politica*）一书中，称他为'伟大的希波克拉
底'；契托（Chito）地区的阿波罗尼阿斯（Apollonius）称他
为'圣者'；埃罗新（Erotian）把他和荷马同样看待；盖伦称
他为'圣者，一切美好的创造者'；特拉尔地区的亚历山大
（Alexander of Tralles）称他为'古圣'、'至圣者'，而在中世
纪一般都称他为'医学之父'。"③

接下来笔者将对希波克拉底的著作和思想做尽可能详要的
介绍，以此回答这些美誉背后的原因。

从今天的考古和史料证据来看，可以确定为希波克拉底本
人所著的书有："《论饮食》（*On Diet*），《论预后》（*The prog-
nostics*），《预想》（*The Coan Pranotions*），《论预想》（*Of Pra-
notions*），《论徙前术》（*Of Prorrhetics*），《论徙前术》第二册，

---

① 古希腊著名雕塑家。
② 古希腊著名雕刻家、画家、建筑师。
③ ［意］阿尔图罗·卡斯蒂廖尼：《医学史》，程之范等译，译林出版社
2014 年版，第 139 页。

《箴言》（*The Aphorisms*），《医生制则》（*The physician's Establishment*），《论创伤及溃疡》（*On Wounds and Ulcers*），《论痔》（*On Hemorrhoids*），《论漏管》（*On Fistulas*），《论头部之损伤》（*On Injuries of the Head*），《论骨折》（*On Fractures*），《论脱臼整复》（*On Reduction of Dislocations*），《论瘟疫》（*On Epidemics*）一书七册中之一册《论气、水和区域》（*On Airs，Water and Places*）。"① 而可能为希波克拉底学派所著述的著作有：《论医生》（*On the Phycisian*），《论可贵的品行》（*On Honourable Conduct*），《论解剖》（*On Anatomy*），《论骨的性质》（*On the Nature of the Bones*），《论体液》（*On the Humours*），《论圣疾》（*On the Sacred Disease*），《论食物》（*On Aliment*），《论风》（*On Winds*），《论梦》（*On Dreams*），《论骨折》（*On Fractures*），《论七月胎儿》（*On the Seventh-Month Fetus*），《论八月胎儿》（*On the Eighth-Month Fetus*），《论体液的作用》（*On the Use of Liquids*），《摄生之道》（*Regimen of Person in Health*），《论人性》（*On the Nature of Man*）等八十多部。其中论及医生职业道德的重要著作有：《论古代医学》（*On Ancient Medicine*），《论法规》（*On the Law*），《论艺术》（*On Art*），典型的也是流传后世最为久远的便是我们今天熟知的"希波克拉底誓言"（Oath of Hippocrates）：

在医神阿波罗，阿斯克勒庇俄斯，健康之神海基雅，痊愈之神巴拿西以及天地诸神之前，我谨庄严宣誓：我誓言将竭尽自身全部能力和判断力遵守此誓约。我会待自己

① ［意］阿尔图罗·卡斯蒂廖尼：《医学史》，程之范等译，译林出版社2014年版，第143页。

的授业恩师如待父母，把他们当作为同行终身相伴，同患难，共富贵。对待他们的儿女就和自己的兄弟姐妹一般，如果他们想从我学医，我将免费并无条件尽心教授。所有我知道的，不管是口授还是书传，都将传授给我授业恩师的子嗣或遵照医法与我订约宣誓的人，除此之外概不外传。

我将竭尽自身全部能力和判断力遵守为病人谋求利益的信条，并随时检省所有堕落和害人行径，永不存邪念，决不将有毒的药品给予他人，也不作此方面的指导，即便有人请求也决不予答应。我决不为孕妇施行堕胎术，我将努力保持自身精神的纯洁与神圣性，终身执行我的职业。我决不为患有结石的患者施行手术，因为此术应有专门的匠人施行。

无论是去到何处，碰到男或女，贵人或奴婢，我唯一的目的是为病人谋求利益，并时刻自省吾身，决不心存歹念做出害人的行径，更不会去诱使他人行淫秽之事。我所见到的听到的，不管和我之职业有无关系，如若不应告与他人的，我都将保守秘密。我将履行此誓言，始终不渝，愿天地神灵保佑我及我的事业获得人们的尊敬，那将是我的无上光荣，倘若我违背此誓言，甘愿领受一切来自天地鬼神的惩罚。①

---

① 根据今天的考古和文献证据，"希波克拉底誓言"最早出现于公元 1 世纪的一位宫廷御医的笔下，而在希波克拉底所处的时代并没有发现相关文献提到或记载这一"誓言"，因此来源不明的誓言很有可能不是希波克拉底自己所写而是由其继承者所写，甚至可能在希波克拉底之前就已经存在，关于这点，可参见 Hulkower, Raphael, "The History of the Hippocratic Oath: Outdated", Inauthentic, and Yet Still Relevant, *The Einstein Journal of Biology and Medicine*, 2010, Vol. 25, No. 26, pp. 41 –44.

这些誓词表明，希波克拉底医学学派遵守着这样的道德和行医规则，即（1）无论如何不损害病人，也不帮助类似的行径；（2）决不施行或帮助施行堕胎术；（3）只做自己能力所及的事情，决不越界行医；[①]（4）决不利用自己是医生这一特殊职业诱使他人行淫秽之事；（5）保守自己因职业原因获得的私人信息或秘密。

而以上所列的希波克拉底学派的这些重要书籍和"誓言"说明在当时的希腊，除了宗教医学、巫医和僧侣医学之外，实用的"经验医学"也有着较好的发展。尤其是"誓言"所透露出来的信息表明，当时"医生"所遵守的这些道德法则和行医准则应该是基于长期在医疗一线钻研奋斗的结果，非当时的宗教思想或对阿斯克勒庇俄斯神庙的虔诚敬拜和祝祷可以生产出来。而也正是这些拥有广博而清晰思维和知识的人，以美好医德和做人的品格，加上长期的思考和不断的实践，最终开启了一个影响人类医学发展将近两千年的"医学黄金时代"。接下来笔者将详细介绍"希波克拉底学派"及其医学思想。

通过研读希波克拉底学派的著作我们可以知道，希波克拉底借鉴了哲学的思辨和追问精神，并非常重视观察和经验，基于此提出了其重要的体液病理学说——"四液说"。

具体来说，希波克拉底学派认为人的身体由四种"元素"构成：气（风）、土（地）、水和火。[②] 这四种元素分别对应了四种特质：热、温、冷、干，而身体的每一部分也与这四种特

---

① 当时的医生职业与外科医生职业并不像今天一样都属于"医生"而是有区别的、不同的职业。

② 恩培多克勒（前490年—前430年）认为万物皆由水、土、火、气四者构成，因此希波克拉底的"四元素"想法最早乃是受恩培多克勒的"四元素说"的影响而来。

质相对应。"人身体内包含有血液、黏液、黄胆汁、黑胆汁这四种液体，它们共同构成了人的体质，通过它们人可以获得健康的幸福或疾病的痛苦。这四种体液的比例、量和体积如果处于一个协调、完善的状态中，此时人就拥有着充分的、完全的健康。而当某一种体液过多或者缺乏之时，或某一种体液单独处于身体某处不与其他体液协调相处之时，人便出现疾病感到痛苦。当一种体液孤立于其他体液而单独存在于身体某一部位之时，不仅是它原来所处的身体部位要患病，它所停留的身体部位也要患病，因为过多或不足，都会造成疾病和痛苦，如一种体液流出体外超出了一定的量导致身体某处缺乏这种体液之时便会酿成疾病。另外，当身体发生这种体液的缺乏时，即当某种体液移动或孤立于其他体液时，按照上面所述，人会感到双重的痛苦，即痛苦会来自该体液离开的地方和该体液所去的地方。"①

如上所述，希波克拉底学派的体液病理学说不仅提出了用来理解和认识人体的"四种元素""四种体液"，更为重要的是给出了他们关于这些"元素"和"体液"与健康和疾病之间的关系的思考。而正是这样的思考，使得他们的医学建立在了自然科学的基础上，通过丰富的临床经验和清晰而合乎逻辑的推理，再加上崇高的道德要求，使得他们的医学思想在所有文明中最早地形成了独立的、完整的体系。这种体系下的医学由于希波克拉底本人既不是先知、神仆，也不是巫医、占卜师，因此希波克拉底学派下的医者在医治病人时从不依靠神灵或巫术，而是通过知识、经验、意志、品德等个人的能力再借

---

① W. H. S. Jones, *Hippocrates*, Vol. 4, Cambridge, Massachusetts：Harvard University Press, 1959, p. 11.

助"自然力量"的条件，使病人"自愈"。

由于希波克拉底本人所处时期的希腊禁止解剖人的尸体，所以从今天的文献和考古来看，他所知道的解剖学知识应大部分来源于动物解剖，而可能也正是因为这样，导致其在治疗理念上更多地倾向于保守疗法，即相比于诊疗，更加重视预后。希波克拉底认为治愈并不是医生能够做到的，医生只是帮助病人恢复"自然"的和谐的秩序，通过"自然的治愈力"，让病人恢复健康。

而也正是因为解剖、治疗等方面知识的匮乏，导致由希波克拉底兴起的这种具有伟大意义的医学"体系"并非由他完成，历史把这个任务交给了几个世纪后的生于更加开放、更加自由的罗马的医生——盖伦（Galen，129—200 年或 210 年）。

第二节　集大成者——盖伦

盖伦所生活的时代虽距离希波克拉底已经过去了将近 5 个世纪，然而由于战争、瘟疫、解剖知识的匮乏等原因，医学并没有获得较大的发展，虽然希波克拉底学派的医学思想已经被当时的各个医学学派所接受，但却都还仅限于学习和模仿，并没有为其发展做出突出的贡献，人们治病救人所遵循的病理、生理学知识依旧是含糊不清的。

从医学史来看，盖伦在解剖、生理、治疗甚至是哲学方面所达到的成就可以说是前无古人的，他为后世留下了大量的关于医学、自然科学、哲学、伦理学和宗教等方面的知识和著作，也正因此他被称为中世纪的"医学教皇"，且在文艺复兴时期被解剖学家和生理学家看作启蒙的导师。接下来笔者将梳理一下盖伦的医学思想，看他究竟怎样超越他同时代的同行，怎样完成了对希波克拉底学派医学思想的发展和超越，最终建立起属于他自己的"医学范式"。

一 灵魂学说与灵气理论

盖伦的医学著作毫无疑问是西方古代医学的巅峰之作，他最重要的著作有：《论理想的医生》、《论理想的哲学》、《论希波克拉底的元质》、《论解剖标本》（或称 Encheirasis，这是盖伦的主要解剖学著作，被视为权威著作达数世纪之久）、《论静脉和动脉之解剖》、《论肌肉之活动》、《论希波克拉底和柏拉图之教谕》、《论病的部位》（这是一部很重要的病理学著作）、《论医术》（这本书很重要，一般希腊文写作 Microtechne，拉丁文叫作 Ars Parva 或 Tegni，中世纪以及其后则叫作 Articella）、《论治疗之方法》（又称 Megatechne 或 Ars Magna，共 14 册）。①

盖伦身处的年代，虽然罗马政府禁止人体解剖，但从上面的著作中也可以看出，盖伦本人是十分重视解剖知识的。在对他的各种历史记载中，无一例外都强调他是一个从不放过任何可能的"解剖"机会的医者，如他会利用自己给剑客、角斗士等人在进行伤口处理时进行他的人体研究，当洪水将坟墓中的尸体冲到河边时他会第一时间去现场勘查，甚至他会利用一切可利用的动物如猪、大象和猿猴等来锻炼他的解剖技能，增长他的解剖知识。因此当他遇到一些无法解释的生理学现象时，他总是试图通过解剖、实验的方式寻找答案。盖伦认为，一个好的医生必须同时也是一个好的哲学家（即自然哲学家），而一个好的哲学家则需要有严密的逻辑（在这点上，盖

---

① ［意］阿尔图罗·卡斯蒂廖尼：《医学史》，程之范等译，译林出版社 2014 年版，第 243 页。

伦显然是受到亚里士多德哲学思想的影响）、丰富的自然科学知识和良好的道德修养。

也正是这样的想法使得盖伦可以在希波克拉底的医学思想基础上，发展并开创出属于他自己的更加全面、完善的医学体系。首先，盖伦认可希波克拉底关于"四种元素"和"四种体液"相互协调、平衡维持人体健康的医学理念。但由于希波克拉底不注重诊疗只注重预后，且当时解剖知识的极度匮乏，因此可以说希波克拉底时期的医学更多的是一种医学的"艺术"，即有着解释力和说服力的医学理论却并没有具体的、实际的解剖、生理学知识予以支撑。而盖伦不像希波克拉底那样总是等待病人"自然自愈"而不主动施行任何人为的干预，故盖伦的医学体系是更加全方位的，包含着预防、诊断、治疗和预后等全部的医疗环节。

其次，盖伦认为，生命的基本要素是"气"，而健康的本质是体液平衡。根据他的想法，体液是因为食物在心脏"燃烧"而形成的，"热"性质的食物产生"胆汁"，而"冷"性质的食物产生黏液。根据这个道理，胆汁多的部位所患疾病往往是"热性疾病"，反之黏液多的地方则是"冷性疾病"，因此，"疾病"总是可以通过"放血疗法"来予以缓解，而也基于这样的原因，盖伦的治疗理念是"相反性疗法"，即用"冷"来治疗"热"，用"热"来治疗"冷"。

盖伦优于希波克拉底不仅仅表现在他有众多富有开创性的医疗实验和更加全面、具体的医疗体系，而且还表现在他在希波克拉底的医学思想基础上，又受柏拉图的"三种灵魂学说"① 思想的影响，从而提出创立了"灵气"学说，这一学说

---

① 即植物性的、动物性的和理性的灵魂，出自亚里士多德的《灵魂论》。

使得他的医学思想到达了西方传统医学的顶峰。盖伦认为肝、心和脑三个器官分别对应了三种灵气"自然灵气""生命灵气"和"动物灵气",这三种灵气存在于人体的这三个部位内,且受静脉、动脉和神经三种管道分配调节。根据盖伦的理论,"空气受肝脏调节,所以它是营养的灵魂或自然的灵气,具有支持生长和营养的植物性功能,这一营养的灵魂受静脉所支配。心脏和动脉负责维持、分配内部的热量、空气或重要的灵气,以使身体各部分温暖和活跃。第三个适应性发生在大脑,大脑产生感觉和肌肉运动所需的动物灵气并受神经所支配。有时,盖伦有关特别问题的观点显示了对灵气功能的保留,但他确信由于体内空气的存在,动物的生命才有可能维持……"①

"灵气理论"使得盖伦的医学体系将心脏、肝脏、血液、呼吸、灵魂和自然完全地联系了起来,使得其理论变得前所未有的完善和具有说服力,再加上其丰富的解剖、生理、诊疗和预后知识,使得他的理论体系"符合"了大部分实际医疗环节中遇到的问题,因此盖伦当之无愧地成为文艺复兴以前西方医学的"集大成者"。

二 "目的论"医学

我们知道,亚里士多德形而上学思想的主要特征便是其始终如一的"自然目的论系统"。亚里士多德认为,"自然一词具有两层含义,一是作为质料,一是作为形式;形式就是目的,其他的一切都是为了这目的,那么,形式也就应该是这个

---

① [美]洛伊斯·N.玛格纳:《医学史》第2版,刘学礼主译,上海人民出版社2017年版,第104页。

目的因了"①。而"正是从功能个体的角度来理解亚里士多德的本质对象,形式对于亚里士多德来说才变成了原因性的概念。这样,准确地说,亚里士多德的形式乃是形式因,它不是一个事物静态、固有的对象本质,而是一个事物通过运动、变化借以实现自身的原因。一旦我们表明这一点,那么,不仅亚里士多德的形式作为事物自身功能的特征就再度明确起来,而且,它也就自身导入了一个目的论的体系。也就是说,形式因作为事物本身自我实现的形式上的原因,同时就表现为事物通过这一自我实现的过程最终所要达到、所要完成的目的,从而,它同时也就是事物运动、变化的目的因。并且,就事物是自身向着这一目的运动而言,它同时又构成了动力因,亦即,事物作为一个功能存在,自身就具有实现这一功能的动力。当它尚未实现时它是质料,而当它完全实现时它是形式,而完全实现的形式也就是它所朝向运动、所要达到的目的。这样,显然,正是在亚里士多德的原因的概念中,亚里士多德的形而上学体系的自然目的论系统的特征展现出来了。说它自然是因为,所涉及的所有这些原因都是事物自身所固有的,如亚里士多德所说,自然事物的一个根本特点就是,它是自己运动。而说它是目的论是因为,事物并不是盲目的任意运动,而是按其内在固有的本质、功能运动,它是在一定目的支配下的运动"②。

故可以说,在亚里士多德看来,自然目的论可以很好地解释事物的生成和变化,尤其是在其论述到生物学部分的时候(主要在其著作《论动物的部分》中),亚里士多德更是专门

---

① [古希腊]亚里士多德:《物理学》,张竹明译,商务印书馆 2009 年版,第 51 页。

② 聂敏里:《亚里士多德的形而上学:本质主义、功能主义和自然目的论》,《世界哲学》2011 年第 2 期。

指出动物各部分的存在与生成是对自然目的论很好的证明，动物各部分的生成和存在与动物各部分的功能在自然目的论中有着最为完美的契合。

也正是在这一点上，盖伦继承了亚里士多德的自然目的论思想，认为一切事物包括人都有它的目的。人体所有的器官和组织都是围绕着其功用而构成的，人身体的每一部分更是预先设定好了它们的"目的"，而只要围绕着它们的"设计目的"进行试验和研究，就可以找到万事万物的"原因"，因此"原因和目的"①之间存在完善的关系，而正是这种关系足以证明存在着"全知"的上帝。

"目的论"再加上"灵气说"（上一节有详细论述，盖伦受到柏拉图灵魂思想的影响认为身体不过是灵魂的工具），可以说，盖伦的医学思想基本与基督教的教义和信仰相符合。随着奥古斯丁以古希腊哲学思维为基础的"神学——形而上学"的目的论神学的建立，盖伦的医学思想不仅得到了基督教的大力支持和宣传，甚至随着之后基督教力量的不断壮大，到了神圣不可侵犯的地步，没有人敢质疑盖伦的思想和学说，更没有人敢公开对他的理论进行批判，即便是做个最简单的试验去判断也是不被允许的。盖伦的医学思想一度受到了基督教思想的"加持"和保护，但凡是否定他的都会被教会认作"异端"而惩罚打压。

通过上述关于亚里士多德和盖伦相关医学思想的介绍，我们可以知道，盖伦的医学体系是建立在亚里士多德哲学观点之上的，因此盖伦的医学思想同亚里士多德的思想一样"局限"

---

① 参见亚里士多德的"四因说"，亚里士多德认为，凡感性实体，包括自然物和人造物，都具备这四种原因：质料因、形式因、动力因和目的因。

在"目的论"里，再加上基督教神学思想（同样是"目的论"）的发展深受古希腊哲学思想的影响，可以说从这一点来看，盖伦的医学思想与基督教教义所倡导的神学思想有着一脉相承的关系。也正是借着这种特殊的"加持"，盖伦医学在之后的近千年的时间里有着神圣的至高无上的权威，这种情况虽在伊斯兰医学时期（后文有详细论述）受到较大的冲击而有所改观，但由于伊斯兰医学本身在"大翻译运动"中也深受古希腊哲学思想的影响，因此并未发生任何本质性的变化，这种情况一直持续到文艺复兴时期的帕拉塞尔苏斯才有了根本性的变化。

小结　哲学与医学——盖伦医学的历史意义

从上面的讨论我们可以知道，研究医学的起源问题不仅可以加深对古希腊自然哲学思想的理解，更可以解开文艺复兴时期医学和自然哲学之间复杂的关系问题。当然也充分说明了研究近代医学革命这一问题对理解科学革命、"科学合法性问题"和"科学是什么，如何发展？"等问题的重要性。诚如希波克拉底学派的医学思想和盖伦的医学思想所表明的那样，"医学"在诞生的一开始便需要哲学。哲学给予了医学追求独立的、理性思考的精神，也给了医学思想"理性"的逻辑，更为重要的是哲学给了医学可供参考的"范式"。换句话说，医学实践可以借助哲学的体系性思想而发展出同样符合逻辑的体系化的医学思想。我们甚至可以说，从自然科学的角度来看，"医学"是最适合和哲学结合在一起的学科，因为二者共通的东西实在太多，这一点我们将在接下来的行文中和"结论"中进行更详细的叙述。

同时，哲学显然也是需要"医学"的。我们看到，在古希腊，几乎大部分的哲学家同时也拥有较高的医学水平，刻于阿波罗神庙的那句箴言"认识你自己"时时刻刻鞭策着哲学家们回答那个"我是谁"的问题，而要想回答这一问题，就必然要通过"医学"去认识和了解最为具体意义上的那个"自己"。

幸运的是希腊并不像别的地方拥有着森严的僧侣阶级或高压的政治统治，因此在希腊，类似希波克拉底这样的人可以自由地思考、批判，也可以较少受宗教和政治的影响而提出和发展自己的学说。希波克拉底的医学思想最终使得医学逐渐脱离开巫术和僧侣的教条，走上了通过对自然的观察、对人体的观测和对人与自然之间关系问题的研究而寻找理解自身、治愈疾病的道路。同时，希波克拉底更为伟大的地方在于，他虽然深受希腊哲学思想的影响，但他却始终牢记自己是一名医生，他的那个"终极目的"始终都应该是"治愈病人"。因此，从希波克拉底的医学思想来看，他成功地将自己的"医学目的"与"哲学目的"分开，使得哲学成了他医学思想的奠基石和工具，建立起西方最早的独立的医学思想体系，也是人类历史上最早的具有"科学精神"的医学思想体系。

然而希腊社会不允许解剖尸体的规定使得希波克拉底极度欠缺解剖学思想和生理学思想，导致了他在很多问题上无法进行细致深入的研究，因此他的医学治愈理念更多地偏向保守，即"自愈疗法"，通过自然的力量和人体自身的调节来治愈疾病，而这些问题都在他的继承者盖伦那里得到了回应和解决。

盖伦生活的年代（公元1—2世纪），正是古希腊哲学思想和基督教思想大放异彩的时代，因此盖伦在这样的环境下，大量汲取着那个时代有用的思想来武装自己的头脑。从今天来看，盖伦的医学思想受柏拉图的灵魂学说、亚里士多德的哲学思想和基督教的"一神论"影响较大。具体表现为他在希波克拉底的"四液说"和"四元素说"的基础上提出了他的生理学思想"灵气说"，即他认为生命的基本要素乃是"灵气"，而"灵气"又存在于人的"脑、心和肝"中，且分别为"动物灵气""生命灵气"和"自然灵气"，这些"灵气"分别与"脑、心和肝"混合而成为控制感觉和运动、血液循环、温度调节、营养和新陈代谢等的中心。而在构建自己的医学思想体系之时，盖伦显然完全以亚里士多德的哲学思想为参照。从阅读他的著作中我们可以感受到，很多"实验"和观察所得出的结论只要是能和亚里士多德的哲学思想相吻合，那么对于盖伦来说，就相当于得到了最终的"证实"一般，成了确定的结论。

相比于希波克拉底，盖伦非常重视"解剖"，这表现在虽然二人所处的时代都不允许人体解剖，然而盖伦却不像希波克拉底那样坚持"自然自愈"的保守治疗理念，而是希望通过更多地了解人体，明白人体生理的奥义主动"治疗"，即"相反疗法"。从盖伦的著作和后期文献的记载中，我们也可以知道盖伦在当时做了大量的动物解剖，他毫不犹豫地把从动物解剖中获得的知识运用到理解人体当中去，当然他也不放过任何一次与人的"尸体"接触的机会去直接了解和认知人体。

有关盖伦的具体医学思想上一节已经讲述得很清楚了，这里仍想着重强调的是由于盖伦受到基督教"一神论"的影响，加上他同亚里士多德一样是"目的论"，因此他的医学思想也难免会被当时的基督教思想所裹挟，尤其是他认为"人的身体不过是灵魂的工具""人体的完善来源于一个完善的上帝"等，既让他在接下来基督教统治的时期里成为"医学界"中的权威，神圣不可侵犯，又让他的"医学思想"止步于他所达到的高度，直到文艺复兴之后，才被帕拉塞尔苏斯、安德烈亚斯·维萨留斯、威廉·哈维等人超越。

从今天来看，如果盖伦的医学思想体系不是"遭遇"到基督教对其的长期维护和"神化"，可能盖伦的医学思想将在其拥有的"科学精神"的指导下获得巨大的进步，而这种进步给人的健康带来的"红利"又可能大大地促进"科学"的思考和观察，人类很有可能走向一个完全不一样的未来。正如文艺复兴时期在"翻译运动"① 之后，盖伦的医学思想在将近一千多年后几乎"原封不动"地被保存，并在日后"遭遇"到兴起的"科学精神"挑战，其思想在短短两三百年就在各

---

① "翻译运动"又名阿拉伯百年翻译运动，中世纪阿拉伯帝国展开了大规模、有组织地介绍古希腊和东方科学文化典籍的学术活动。阿拉伯翻译运动始于倭马亚王朝第六任哈里发时期（公元 7 世纪后半叶），到阿拔斯王朝中期（公元 9 世纪末 10 世纪初）达到顶峰。阿拉伯翻译运动的鼻祖是哈立德·本耶齐德（卒于公元 704 年）。哈立德并不精通希腊语和古叙利亚语，但他依仗自己是倭马亚王室嫡系，把生活在叙利亚、埃及一带的精通阿拉伯语的希腊哲人组织起来，责成他们翻译希腊文、古叙利亚文和科普特文的学术著作。其中以医学、化学（炼金术）和占星术专著为主。通过第一次翻译尝试，阿拉伯人充分意识到阿拉伯帝国疆域外的民族，无论在医学、化学，还是在哲学、伦理思想、宗教神学方面均有值得吸取的东西。阿拔斯王朝初期至中期（公元 8—10 世纪）是阿拉伯翻译运动迅猛发展至顶峰的时期。阿拔斯王朝的翻译运动可分为三大阶段。第一阶段（公元 754—809 年），即阿拔斯王朝第二任哈里发曼苏尔执政时期至第四任哈里发哈伦·赖世德执政时期。在阿拔斯王朝翻译运动的第一阶段，有组织的宫廷翻译比较注重实用性，尤其是曼苏尔哈里发执政期间所进行的翻译更证明了这一点。阿拔斯王朝翻译运动的第二阶段（公元 812—832 年），即第七任哈里发国王麦蒙执政时期。这一时期的翻译活动，已从原来注重实用价值转向注重文化学术价值。阿拔斯王朝翻译运动的第三阶段（公元 832—公元 10 世纪后半叶），在这百余年的时间内，哈里发政权虽然更迭频繁，但翻译活动始终得到各任哈里发的支持，并被列为一门独立的学科，成为这一时期整个学术活动的必不可少的组成部分，并得到充分发扬。这一时期翻译的学术文献，仍以希腊文为主；后来，即在欧洲文艺复兴时代，欧洲因为文本的失传，不得不把一些翻译成阿拉伯文的古典文本从阿拉伯文又重新译成拉丁文。以上引自蔡伟良《中世纪阿拉伯翻译运动与新文化的崛起》，《阿拉伯世界研究》1988 年第 3 期。

个方面被超越，最终彻底被"现代医学"思想所替代，"新医学"彻底从"宗教"和"哲学"中独立出来，成为一门独立的学问或"学科"。而在这其中，有关"医学"与基督教、哲学乃至科学的复杂关系以及"新医学"如何从前两者之中脱离开来等问题笔者将在接下来的章节中详细阐述，故不在此赘述。

第三章

近代医学革命爆发的前夜

从罗马帝国于公元 313 年将基督教确立为罗马帝国国教之后一直到中世纪文艺复兴时期，西方世界可以说长期处于一个宗教统治下的"世界"，而基督教无疑在这其中扮演着极为重要的角色。从上一章中我们知道，盖伦的医学思想被基督教的神学家们拿来与基督教的教义相糅合，成为基督教的一部分发挥着它的功能。然而，由于基督教的教义毕竟始终与盖伦的医学思想存在着矛盾的地方，因此从今天来看，自盖伦医学之后，西方可以说进入了一个"基督教医学"时期。

而随着这个以"基督教"为主的地区（君士坦丁堡统治的地中海以远地区）在公元 7 世纪被信仰伊斯兰教的阿拉伯帝国征服之后，阿拉伯人开始在盖伦医学和"基督教医学"的影响下构建一个专属于穆斯林世界的医学，即"穆罕默德医学"。同"基督教医学"一样，这也是一个以教义为指导原则的宗教医学。

同盖伦之后的人们选择"信仰"来"医治"自己、对抗当时的瘟疫一样，漫长的中世纪里发生的一场又一场毁灭性的瘟疫让人们逐渐明白，"信仰"并不能根治"瘟疫"，也无法解决疾病带来的痛苦，更无法让人们过上"健康"的生活。因此，14世纪一场前所未有的瘟疫①不仅彻底摧毁了人们对"信仰"的"信心"，更让人们开始重新思考那个被人遗忘了很久的关于"生活意义和目的"的问题，并呼唤着一个新的时代的诞生。正是在这样的情况下，爆发了以"重归过去的美好"为目的文艺复兴运动，而"新医学""新哲学""新宗教"和"科学"②也在这场运动中得以诞生！

第一节　中世纪欧洲医学

罗马帝国的衰败原因在历史上有着众多结论，概括来讲，大致可归类为战争的影响③、与东方文化的交往而导致的生活习惯的变化、为争夺皇位的政治斗争以及连年战争与疾病给人们带来的贫穷和饥荒。在今天看来，以上这些因素确实与罗马帝国的衰落存在着直接的因果关系。1854年由约翰·斯诺开创的流行病学在随后的发展中逐渐被人们所接受和认可，同

---

① 这里指"黑死病"的暴发，"黑死病"是人类历史上最严重的瘟疫之一，该病约在14世纪40年代散布到整个欧洲，而"黑死病"之名是当时欧洲的称呼，刚开始时"黑死病"被当时的作家称为"Great Mortality"，瘟疫暴发之后，才有了"黑死病"之名。一般认为这个名称取自其中一个显著的症状，称作"acral necrosis"，患者的皮肤会因为皮下出血而变黑。这场瘟疫在全世界造成了大约7500万人死亡，根据估计，瘟疫暴发期间的中世纪欧洲有占人口总数30%—60%的人死于"黑死病"。"黑死病"对欧洲人口造成了严重影响，改变了欧洲的社会结构，动摇了当时支配欧洲的罗马天主教会的地位，并因此使得一些少数族群受到迫害，例如犹太人、穆斯林、外国人、乞丐以及麻风病患者。生存与否的不确定性，使得人们产生了一种"活在当下"的情绪。

② 指本书所述的近代医学革命、发生在近代的"哲学、宗教改革"和科学革命。

③ 这里的战争主要指罗马帝国因侵犯他国引来的反抗性战争，如"犹太战争"、因争夺皇权而引发的内战、起义以及来自西哥特人和东北亚游牧民族的侵犯等。

时，通过"流行病学"去研究和认识"历史事件"成为很多研究历史的人们不得不重视的一个研究视域。而也正是这个"视域"的诞生，让人们对人类历史缘何会迈入漫长的"黑暗"的中世纪获得了更为全面的认知。在这"黑暗"中，第一个到来的便是"三位一体"神学教义下的基督教医学（本书在此处着重强调的是广义上的基督宗教下的医学发展，无意细谈天主教、基督新教和东正教三者在看待医学发展时的细微差别，且由于"教会医学"一词只在国内特指基督教医学，因此，为避免产生更多的歧义，在这里使用"基督教医学"这一概念来表述这一时期的医学特点）。

一 从"医神"到"医者"

历史文献、考古资料和流行病学调查告诉我们，从公元1世纪到罗马帝国灭亡的公元5世纪这段时期，欧洲多地暴发过多次的、毁灭性的、对人们造成了极度恐慌的流行病。这些流行病一经暴发往往就可以毁灭掉整个城市，加上洪水、地震以及跟随这些天灾随后而来的饥荒，大批的、集聚性的人群死亡带来了更为严重的瘟疫。伴随着罗马帝国的由盛而衰，其大部分的城市开始变得荒无人烟，战争、政府高压统治和可怕的瘟疫使得罗马帝国在最后灭亡之时其人口已不足其鼎盛时期的一半。

有五次大疫是应予注意的：第一次是紧随着公元79年维苏威（Vesuvius）火山的爆发。这次的爆发直接毁灭了赫尔库拉内（Herculaneum）和庞贝两个城市。爆发之后，可怕的瘟疫当即遍布坎帕纳（Campagna）平原区域。

据当时的记述，因病死亡者日达万余人。俄罗西阿斯（Orosius）的疫病自公元 125 年开始，发生在一次大蝗灾之后，所有的农作物全部毁坏了。在努米底亚（Numidia）境内据说 80 余万人死亡。仅在尤蒂卡一地，3 万罗马驻军几乎全部死亡。称为安东尼努斯（Antoninus）流行病，或盖伦流行病者，发生在 164 年至 180 年，从帝国的东部边疆开始，迅速地传播到西部地区，并由被派遣去利亚镇压叛变的军队带至罗马，于 166 年在罗马爆发，并迅速传播开来。历史学家记述罗马每日有数千人死亡，以军人为多。根据当时的记载，诊断虽然仍属可疑，而这次的疾病似为斑疹伤寒，亦可能为鼠疫。第四次大疫，称为西普利安（Cyprian），开始于 251 年，延续至 266 年。从其非常易于传染和时常累及眼睛的特征来推测，可能是天花。最后一次在 312 年时，又发生一次严重的天花大流行。①

地震、洪水、蝗灾等天灾加上战争、残暴的统治等人祸彻底摧毁了罗马帝国，不断而来的"瘟疫"更是摧毁了人们刚形成不久的"科学精神"。死亡威胁着每一个人，这让人们开始发自内心地感到恐慌，尤其是当一个又一个年轻力壮的人也都在瘟疫中倒下时，巫术、神话、神秘主义和信仰开始在这片土地上卷土重来，重新盛行起来。由希波克拉底、盖伦所开创出来的医学思想不再被人们所信任，"医生"成了人们失望和愤怒的对象，随着瘟疫的一次又一次流行，人们逐渐开始放弃"人为的治疗"，转而投向寻求"神灵的救助"。

---

① ［意］阿尔图罗·卡斯蒂廖尼：《医学史》，程之范等译，译林出版社 2014 年版，第 243 页。

但这时期人们对于"超自然神灵"的信仰和此前不同，此时基督教已经被君士坦丁大帝合法化（313 年）且被狄奥多西大帝定为罗马帝国国教（380 年），即基督教已成为当时西方世界的主流宗教的时期，即便后来其分裂为西、东罗马帝国（后者也称拜占庭帝国），基督教仍是这两个帝国的国教。

因此，这一时期的医学发展深受基督教神学思想的影响。基督教教义认为救世主基督既是灵魂的医师也是肉体的医师，且在公元 1 世纪基督教发端不久后，为了反对巫术和异教基督教曾大力反对过"医学"的发展，[①]因此，基督教的教会医学在施行治疗时主要的方法便是祈祷、行按手礼和涂圣油。

值得一提的是，我们前面提到过在希腊神话里备受推崇、直到公元 4 世纪还依旧被人们所崇拜的医神"阿斯克莱皮亚德斯"。根据文献记载，早期关于耶稣基督的名画，基督的面容都是模仿这位"医神"而画作的，甚至在很多基督教的礼堂内其（医神阿斯克勒庇厄斯）雕像也被当作基督来供奉。

可见，随着基督教的兴盛，基督已经作为"医者"替代了过去的医神而成为人们心中新的"医神"。当然，事实上不管是基督教教义是否包容希波克拉底和盖伦的医学思想，即不管这些"科学的医学思想"有没有一个"合理的"神学解释，拥有健康体魄的追求从未在人们心中消散。也正是这样，即便是在基督教鼎盛时期，"教外医学"也从未完全销声匿迹，反倒是基督教教内的医学研究者开始吸收希波克拉底和盖伦的医

---

① 早期的基督徒认为行医只能是由神或神的使者来进行，疾病是来自神的惩罚，因此研究医学或疾病的起因等问题显然是没有意义且有悖于神的，在公元 3 世纪甚至有记载有些基督徒被指控为崇拜盖伦的叛教者，将盖伦的医学思想融入基督教教义，并被基督教认可成为教会医学的一部分事实上是一个逐渐的、漫长的过程。

学思想来增强他们的"治疗"能力，而所有的这些只需要将最后的"功劳"归于上帝便是可被教义接受的了。

二 疾病概念在基督教教会内的发展演化

那么，缘何基督教的教徒从不允许寻医治病到了可以在"神"的看护下发展为"教会医学"的呢？

这个问题的答案归根溯源得从不同时期教会如何看待"疾病"这一观念的变化中去寻找答案。

早期的教会神职人员认为疾病是污浊的，是被魔鬼侵占的结果。因此圣洁的灵魂既不可能居住于这样的身体当中，也不应该去治疗，因为疾病刚好可以筛选出哪些人才是真正的信徒。然而教会里并不仅仅只有上面这一种声音，还有一些人认为人的身体如果总在一种非健康的状态下，在此安居的灵魂也很容易被撒旦玷污俘获，即便疾病是上帝的惩罚，然而耶稣基督作为"救世主"本应宽恕一切罪恶和过错，因此"医治疾病"就是一件表达基督宽恕、仁爱和慈善的圣事，显然这种思想随着历史的发展而逐渐成为基督教关于"疾病"思考的主流。

随着"基督教医学"的发展，始终会有一些神职人员反对"医疗"，但"盖伦医学的神创论倾向，使得它轻而易举地被教会所吸纳，他的药物学和外科技术方面的著作成为上帝恩泽人类的极好例证。虽然宗教思想中潜存着与医学相矛盾的因素，但教会能够使包括医学在内的知识保存下来的这种做法，使这种矛盾因素显得无关紧要。没有什么能比医院这种新兴机构更能显示出犹太教和基督教的博爱精神了。古代的慈善救济对象仅限于一些特殊的群体而且常常是男性公民。犹太教徒和基督教徒把救济对象扩展到他们的同道者。因为根据基督教的观点，所有需要帮助的人都可能成为基督徒。到公元60年，犹太教徒为去耶路撒冷神庙朝圣的人修建了许多旅馆，有的能够提供医疗服务，而基督徒则在更多的地方修建了这种旅馆。到公元400年时，在小亚细亚（现在的土耳其）和圣地（即巴勒斯坦）等处见到这种旅馆已经不足为奇。到公元450年，在意大利、北非和法国南部皆可见到这样的旅馆。与此同时，几乎所有中东地区教会的法律都规定，任何一种教会组织都必须为那些需要帮助的人提供住所并予以照顾"[①]。

早期"医院"的建立和发展，可以说是犹太教和基督教的功劳，而随着基督教的发展壮大，"医院"也跟着兴盛起来，而医院的广泛建立对医疗的发展无疑起到了必要且有益的作用。加上基督教教义要求大家相互关爱，彼此照顾，使得医院里到处都是基督徒们不知疲倦，甚至在流行病到来时不顾自己安危照顾病人的情景。当然，这里需要注意的是此时的"医院"是基于基督教将医疗看作一项"慈善事业"的理念而创建发展起来的，因此，医院里住的基本上都是穷苦的人或漂泊在外的旅客，真正有一定地位或有钱的人是不在医院里进行看护和治疗的。此时的"医院"和我们今天所指的医院还是有所不同的，中世纪早期医院的主要功能是看护，并不提供太多的医疗照顾，而由于病人的大量积聚且卫生条件相对较差，在这里的病人死亡率奇高，因此那个时候"医院"几乎等同于"死亡"。这种情况一直到中世纪后期才开始转变，医院从慈善性质转向收费看病，甚至部分医院只接受付费病人。

---

① ［英］罗伊·波特：《剑桥插图医学史》（修订版），张大庆主译，山东画报出版社2007年版，第40页。

随着那些对医学感兴趣的神学家不断对"医学"与"基督教义"进行研究和探讨，一种"医学"是不违背基督教教义和道德信条的，是关于如何保护、维持和恢复身体健康的认识逐渐开始流行。到了公元9世纪时，绝大多数的人已经都将医学看作耶稣基督"全知"智慧的一部分，这体现在了"基督教医学"为医学所做的第二大贡献上——开办设有医学学科的大学。

大约在12—13世纪时，欧洲的大学开始如雨后春笋般地建立起来，如早期的法国巴黎大学①就将神学、法律、医学和艺术设置为基础学科。这个时期的大学医学知识虽由于缺乏经典医学著作（如希波克拉底和盖伦的著作）而主要依托于修道院里的图书馆、修道院"医院"和草药园而开展教学活动，但因为有了专有的"领域"去开展医学的研究和教学，使得中世纪晚期的"基督教医学"为后来的医学发展奠定了"专业化"的基础。医学开始像神学、哲学、法律和艺术一样，成为一个"单独的专业"。

当然，此时的"单独"正如其他非神学的专业一样，依旧是依附于神学思想的学科，加上"基督教医学"本质上属于宗教性质的医学，故我们可以看到，不光是在中世纪晚期即医科大学和医学院系建立的时期，在整个"基督教医学"的历史发展过程中，都充斥着"神"的"奇迹医疗"的事迹。因这一特点与"巫医""僧侣医疗""神话医疗"和下面介绍的"伊斯兰医学"并没有太大的差别，因此在这里不做过多叙述。

----

① 意大利的博洛尼亚大学建立得更早，约在1088年建立，然而它当时并没有设置医学学科，故在这里以介绍巴黎大学为主。

第二节　阿拉伯医学

　　绝大部分的医学史著作上都将 7—17 世纪这段时间的医学史叫作"阿拉伯医学""伊斯兰医学",这些不同的称谓事实上讲述的一般都是同一段医学史。笔者认为,伊斯兰医学对阿拉伯人及其统治下的帝国的影响与伊斯兰教和阿拉伯帝国的迅速崛起事实上并不同步,因此以上的这些叫法虽并非错误,但却并不准确。在大量的考察和研究了中、英文本中关于这一历史时期的医学记载之后,笔者认为将这段时期的医学史分为以下三个时期是最为合适的。

一　阿拉伯医学时期（7—9 世纪）

　　将这一时期定义为阿拉伯医学时期主要的原因是在这一时期新诞生的伊斯兰教教义对医学发展的影响还没有形成气候。医学发展相对落后的阿拉伯人无法撼动被征服者（叙利亚和波斯）的医学文化,反倒是掀起了一场"翻译运动"去学习、吸收被征服者的"医学""科学"（包括数学、物理、化学等）和哲学等思想资源。在这一历史时期阿拉伯人文化中的医学处于一个自我认识、积极学习的积累过程中,故这一历史时期内的阿拉伯医学基本上并没有发生质的变化,因此,这一时期虽然叫作"阿拉伯医学时期",但事实上这一时期教授医学的人或者有医学著作的作者绝大部分都是当地人,即叙利亚人、波斯人,真正的阿拉伯人特别少。而这一时期的这些特点,直接导致后期人们在评价"阿拉伯医学"时,大部分史学家往往都认为阿拉伯医学的主要贡献就是组织、翻译了古希腊的经典文献，使之得以完整保存并促进了文艺复兴时期的文化回归运动。笔者认为，如果他们所指的"阿拉伯医学"单纯指本书提到的"第一时期"，那么这个评价是可以接受的，倘若是指整个"阿拉伯医学"的贡献的话，笔者认为持这种观点的学者，太过重视文艺复兴时期的欧洲医学贡献，而轻视"阿拉伯医学"在接下来的"时期"里为医学所做的贡献了。

这一时期，大量波斯语、梵语、叙利亚语和希腊语的经典著作被译成阿拉伯语。阿拉伯文化成了古代文化的受益人和继承人，不到一个世纪，阿拉伯语的学术界就已经掌握了解了亚里士多德主要的哲学著作、新柏拉图派主要的注释、盖伦医学著作的绝大部分和波斯—印度的科学著作。希腊人花了好几百年发展起来的东西，阿拉伯学者在几十年内，就把它完全消化了。

由于在《古兰经》和其他与穆罕默德相关的圣训中最常被穆斯林信徒引用的箴言是"有效的知识分两种：虔诚的知识和躯体的知识""神已经送来了每个病人的治疗方法"，故《古兰经》被信徒视作一个指南，一门医学，因此，只要承认虔诚的首要位置，接受和继承希腊医学并使之繁荣发展就可以被看作是取悦神的一种宗教服务形式。

在这一时期内，需要特别注意的是穆斯林对《古兰经》医学的概括和总结，他们把《古兰经》里的医疗知识和穆罕默德、艾哈迈德等先知圣训里的医疗知识集中起来，逐渐形成了一个以"先知医学"为主的医学学派。到了14世纪，著名的伊斯兰学者伊本·盖伊姆（Ibn-Geim，1292—1349）将其编撰著作成书，名为《先知医学》，在这本书里伊本详细且全面地介绍了先知穆罕默德的医学实践和医学思想。在《先知医学》里，介绍了许多与医学相关的经文和圣训。

如《穆斯林圣训实录全集》里记载：

穆圣（愿主福安之）说：凡病皆有药。如果得到对症的药物，那么凭真主的允许，病症将会治愈。①

《艾布·达乌德圣训集》里记载：

据伍撒麦讲，一游牧人说：使者啊！我们可以治疗吗？穆圣（愿主福安之）回答说：当然可以。真主的仆人们啊！你们应当就医治疗，因为真主降下了疾病，也为之创造了药物，惟有一种疾病不可治疗。大家说：使者啊！哪种疾病？穆圣（愿主福安之）回答说：衰老。②

穆圣（愿主福安之）说：

真主只要降一种疾病，必会降一种应对的药物。③

艾布·黑札麦的传述：

我请教穆圣（愿主福安之），说：使者啊，我们戴的

---

① 穆萨·余崇仁：《穆斯林圣训实录全集》，宗教文化出版社 2009 年版，第 566 页。
② 艾布·达乌德辑录：《艾布·达乌德圣训集》，穆萨·余崇仁译，宗教文化出版社 2013 年版，第 388 页。
③ 穆萨·余崇仁：《穆斯林圣训实录全集》，宗教文化出版社 2009 年版，第 65 页；艾布·达乌德辑录：《艾布·达乌德圣训集》，穆萨·余崇仁译，宗教文化出版社 2013 年版，第 388 页。

鲁格叶（用经文治病），我们用的药物，我们做的提防，它们能预防真主的前定吗？穆圣（愿主福安之）回答说：这些都属于真主的前定范畴。①

《先知医学》里也记载了"先知医学"关于常见病的治疗方法和"先知医学"关于精神治疗和药物治疗的指导意见。

如侯迈德·本·阿布杜·麦斯欧德传述：

有人就放血酬金问题请教艾奈斯·本·马立克，艾奈斯说：穆圣曾让艾布·秦义布为他放血，吩咐给他两沙阿食物，并告诉他的主人让减轻他的赋税。穆圣曾说：你们治病最好的方法就是放血。②

伊本·阿巴斯传述：

穆圣说：你们用以治疗的最佳药物是催嚏剂、口服剂、放血和轻泻剂。③

《先知医学》中论及疾病时，提到：

有十种物质，当它们在体内过多聚积或失衡时可能会对身体造成伤害：

---

① 提尔米兹辑录：《提尔米兹圣训集》，穆萨·余崇仁译，宗教文化出版社2013 年版，第 227 页。

② 提尔米兹辑录：《提尔米兹圣训集》，穆萨·余崇仁译，宗教文化出版社2013 年版，第 141 页。

③ 提尔米兹辑录：《提尔米兹圣训集》，穆萨·余崇仁译，宗教文化出版社2013 年版，第 225 页。

（1）血液（被污染的）；

（2）精液（过量的）；

（3）尿液；

（4）（肠道内的）排泄物；

（5）（胃肠道内的）气体；

（6）胃内容物；

（7）强烈打喷嚏的欲望；

（8）睡眠；

（9）饥饿；

（10）干渴。

如果以上这十种因素未能协调好（例如睡眠），身体就会产生相应的疾病。[①]

论及天然药物的使用时，伊本·马哲在他的圣训集中传述：

穆圣说：坐骨神经痛的医治是将游牧人所饲养的羊的尾巴处的脂肪融化，然后将融化的脂肪分为三部分，每日空腹饮一部分。[②]

论及精神疗法时：

你上床时当诵念，安拉啊，七重天及其遮蔽之物的主

---

① ［阿拉伯］伊本·盖伊姆：《先知医学》，《先知医学》翻译委员会译，宁夏人民出版社 2015 年版，第 5 页。

② ［阿拉伯］伊本·盖伊姆：《先知医学》，《先知医学》翻译委员会译，宁夏人民出版社 2015 年版，第 67 页。

啊，七层地及其承载之物的主啊，恶魔及其迷惑之物的主啊，求你从万有之中保护我，以免遭受粗暴伤害，或对我暴虐无道。不容置疑，这些话能有效地去除一切危害。①

论及食物及药品时：

最好的烤肉是取自于一岁左右的绵羊，不宜太肥。这种食物性热、湿，会产生黑胆汁，但不论对于健康人、病人还是正在康复之人，它都是最富营养价值的食物之一。煮肉更好，因其更轻、更湿；干肉营养价值较少，而在阳光下晒干的肉是最不具营养的；在烫烧的石头上烤熟的肉比在火上烤的肉更好一些。②

以上这样的"圣训"和"医疗指导"在《古兰经》《六大圣训集》《先知医学》中比比皆是，而正是这样的"经文"和"圣训"，使得以伊斯兰文化为主的地区的人们可以不受"限制"（"虔诚的知识"和"躯体的知识"都是有效的知识③）大力翻译、学习希波克拉底、盖伦的经典医学知识，也可以大力发展自己的医药、医疗，也正因为此，才有了接下来阿拉伯医学的鼎盛时期——希腊—阿拉伯时期。

---

① 提尔米兹辑录：《提尔米兹圣训集》，余崇仁译，宗教文化出版社 2013 年版，第 439 页。

② ［阿拉伯］伊本·盖伊姆：《先知医学》，《先知医学》翻译委员会译，宁夏人民出版社 2015 年版，第 304 页。

③ Garcia – Ballester, *Medicine in a Muliticultrual Society: Christian, Jewish and Muslim Practioners in the Spanish Kingdoms*, Burlington, VT: Ashgate, p. 97.

二　希腊—阿拉伯医学时期（10—12 世纪初）

希腊—阿拉伯医学时期也称"尤纳尼医学"① 时期，这一时期阿拉伯医学家们开始在介绍、翻译古代医学的基础上，形成自己独立的医学观点，他们严谨的学习、观察精神使得他们逐渐在治疗和药物等方面有了不同于古代医学的新发现和新思路。这一历史时期最重要的医学人物便是雷泽斯（也译作扎塞斯，波斯语译作拉齐，英文名为 Rhazes，865—925）和阿维森纳（Avicenna，980—1037）。

正是在这一时期，原本集中在巴格达的权力开始向埃及、马格里布、西班牙扩散，与此同时一些医学校和医院开始设立。需要特别说明的是，阿拉伯的医院和西方的医院（实则为慈善院）不同，此时阿拉伯的医院已经具有现代医院概念，即是为了接收和治疗病人而非西方的收容穷人和饿殍的地方（这一点将在接下来会有更详细的说明，在此不赘述）。总之，以雷泽斯和阿维森纳二人为代表的这一历史时期也可被称作阿拉伯医学史上的"尤纳尼医学"时期。

雷泽斯被誉为伊斯兰教社会里出现的最伟大的医生，他一生著书二百余部，涉及医学、哲学、宗教、数学和天文学等多个领域，其中比较重要的有《全书》（*Liber Continens*）、《哲学家的行为》（*The Philosophical Life*）、《献于阿尔曼苏的医书》（*Liber medicinalis ad Almansorem*）和最重要的《说疫》（*Liber de Pestilentia*）。

---

① 尤纳尼医学源自希腊，属印度传统医学的一个分支，在希腊—阿拉伯医学发展时期，受雷泽斯和阿维森纳的发展和推动，成为一个融合了埃及、中国、波斯、叙利亚和伊拉克等国医学传统的完整的医学体系。

《全书》囊括了雷泽斯所处时代以前所有的伊斯兰医学知识，可谓一部巨著。正因如此，他在生前并未完成，该书在他过世后由他的学生最终完成写作。此书出版时重达 22 磅，是目前为止最大的古版书。《哲学家的行为》则是雷泽斯在回应他人批评和指责的基础上写作而成的书，在这本书中他详细记载了他是如何理解柏拉图的哲学思想，如何处理爱、恨、怒、性和死亡的恐惧等问题的，① 他强调"适度"的生活方式才是最有利于健康的，并承认自己在获取知识和写作上没有按照"适度"的要求，后期很多关于他的传记也把这一事实用作解释他晚年失明的原因。《献于阿尔曼苏的医书》包含了十篇论述重要医学问题的论文，"其中最值得重视的是论一般外科的第七篇和论各种疾病的治疗的第九篇（拉丁文篇名为 Nonus Almansoris）。这部书在西方的大学里经常被阅读和评论，常单独出版或与盖伦的医术《小技》合印在一起"②。从医学史的角度来看，雷泽斯的《说疫》可以说是里程碑式的作品，在这部著作中雷泽斯对疾病的概念作了详细的讨论并给出了自己的定义，他认为疾病应该根据症状而被定义，而诊断和治疗也应等疾病确立即症状明显之时才下结论，这样便可避免误诊和错误治疗带来的危害，这一点在麻疹和天花的诊断和治疗上表现得尤为突出。

希腊—阿拉伯医学时期的另一位重要的医者阿维森纳比雷泽斯晚出生将近一个世纪，此时的尤纳尼医学已经在雷泽斯的努力下有了一定的气候。从医学史来看，阿维森纳的工作无疑

---

① 参见 Arabic, *The Spiritual Physick of Rhazes*, trans. Arthur J. Arberry, London: Murray, 1950.

② ［意］阿尔图罗·卡斯蒂廖尼：《医学史》，程之范等译，译林出版社2014 年版，第 269 页。

将尤纳尼的医学推向了高潮，正是他的努力，使得尤纳尼医学成为一个独立完整的医学体系。

阿维森纳被人们誉为伊斯兰医学里的"医学王子"，他从小聪慧，记忆力超群，10 岁精通《古兰经》，16 岁便开始著文写书，在法学、哲学、医学和自然科学等领域都有很高造诣。他一生都过着贫穷不羁的生活，最后也因此早早去世，死前留下了传世经典巨著《医典》，[①] 直到 18 世纪该书依旧被西方世界和中东地区所传颂。

《医典》共分为五大册：第一册主要是关于理论医学；第二册是论单纯药剂；第三册是论各类疾病及其治疗方法（换言之，他是依照病的部位检查所有的疾病）；第四册是论全身病（同时侵犯到全身各部的）；第五册是论药剂的制备与配合。第一册内分为若干篇，每一篇分为若干章，章又再分为节。第一册的第一篇内包含有医学的定义，医学中所用的方法和基本理论，主要的部分全都是借用希波克拉底的材料。第二篇是论一般的疾病，尤其是症状，对于脉搏和验尿有冗长的观察与详细的规则。第三篇中有许多有关卫生和预防的处方，这是后来几世纪中所有卫生书籍的主要来源。在末一篇内，作者论及一般的疗法，特别是灌肠、泻下、放血、烧灼术等。前两篇直到 17 世纪一直是医疗方法的重要标准。第二册主要是根据戴俄斯科利提斯的著作，但也包括许多希腊人所不知道的药剂知识。第三册是专讲特殊的病例，对每一种病都有一大段症状描述；最有趣味的是关于胸膜炎、脓胸和肠病的描述，对于花柳病也有简短的描写。从说明其诊断方式起见，此处特摘录其关

① ［塔吉克］阿维森纳：《阿维森纳医典》，朱明主译，人民卫生出版社 2010 年版，第 295 页。

于胸膜炎症状的一段于下：单纯胸膜炎的症状是容易分辨的，发热是连续的，在肋骨部有刺痛，有时仅于患者深呼吸时，方能觉到……第三征象是呼吸困难而加速；第四征象是脉搏快而弱；第五个征象是咳嗽，开始是干咳，后来有痰，这种现象表示肺也受到了侵袭。第四册内的第一章论及各种热型，描述了许多流行病，例如天花和麻疹。第四册的第五篇是论外科，详细地描述了骨折和脱臼。第七篇是对美容术的细致讨论。最后，第五册包括药剂制备的详细指导，各地都将其奉为药物学方面的经典著作，一直到文艺复兴时代。不管是谁，研读了这部书之后，必然要深深地被这位"医学王子"、威望遍及欧洲的医生所感动。[1]

无论是雷泽斯还是阿维森纳，他们都是希波克拉底医学的忠实信徒，他们将自己的医学思想建立在希波克拉底的体液学说之上，并希望能够通过自己的努力将希波克拉底、盖伦的医学思想与亚里士多德的思想协调起来。所不同的是，雷泽斯更多的是在"疾病的概念"上贡献了自己的力量以及更多地希望"医学"能与"亚氏哲学"相和谐，而阿维森纳则更多地偏向于"医疗实践"，为"医学立法"，即让医学变成一种可以遵循的"法律"，最终让医学与"亚氏实践"相统一。从今天来看，他们两位对医学史的贡献可以说在他们所处的年代无人能比，他们对古典医学的译介和发展，成为后来文艺复兴时期医学发展最重要的助力之一。

如上所述，这一时期产生的绝大多数文献及医学思想主要仍以引用和延述希波克拉底和盖伦的著作和学说为主。但从这

---

① ［意］阿尔图罗·卡斯蒂廖尼：《医学史》，程之范等译，译林出版社2014年版，第273页。

些文献和医学思想中却可以明显地看出一种求真的"盖伦精神"（不盲从文献通过直接实际的解剖和观察来描述、认识对象的真正践行者①）及大胆的批判精神，而这不仅促进了这一时代伟大的医者雷泽斯和阿维森纳对古典医学的继承和推进，更让阿拉伯医学走上历史舞台，成为近代欧洲医学革命前最有力的精神和知识支持。

三　阿拉伯医学成熟时期（12—17 世纪）

由于在这个时期内，阿拉伯文化之下的伊斯兰医学已经形成了自己特有的体系，因此，这一时期可被称作伊斯兰医学时期。由于阿拉伯各个王朝之间的战争以及基督教国家的日益强大，12—17 世纪这段时间，既是历史上伊斯兰帝国的衰落期，同时也被大多数传统的医学史家认为是伊斯兰医学的衰落期。

在这一时期内，由于连年的战乱和社会动荡，阿拉伯文化之下的医学发展史整体上没有像前几个世纪那样涌现出众多的对古代医学进行翻译和整理的集大成者。然而，如果仔细研究则会发现，这一时期的医学家们主要的注意力已不再放在对古典医学的膜拜和译承上，而是开始转移到医学的各个细分领域去开疆扩土。

比如提供详细器械图鉴并描述具体操作步骤的外科医师阿布尔加西斯（Abulcasis，1013 年卒），对眼科及光学贡献重大；第一个主张视线是从物体到眼，并著有《关于光学》一书的阿尔哈曾（Alhazen，Abu Ali al-Hasan ibn al-Haitham，965—1039）；

---

① Brian L. Silver, *The Ascent of Science*, New York: Oxford University Press, 1998, p. 254.

建立大医院的努－阿尔－丁·伊本·曾吉（Nur-al-Din ibn Zen-gi）和萨拉丁（Saladin）；敢于批判盖伦和阿维森纳，并推动了内、外科分家的伊本·左阿（Ibn Zuhr 或 Averroes）、在饮食和卫生方面享有威望的迈蒙尼德斯（Maimonides, Abu Imram ibn Madmun, 1135—1204），著述《古医源流》（*Fontes relationum de classibusmedicorum*）的伊本·阿拜·乌塞比亚（Ibn abi-Usaibia, 1203—1270）；以及勇于指出鼠疫传染性，并提出有效解决策略的伊本·阿尔－卡泰（Ibn al-Khatib, 1313—1374）和伊本·卡提姆（Ibn Khatima）等均是此期的重要代表。

当然，在今天看来，这显然是在相对的意义上评述的。因为在当时，还是有不少著名的医者在历史上留下了他们的名字，甚至从最近的文献发掘结果来看，有不少医者和他们的著作让研究医学史的人们深刻地意识到以往医学史家对这一时期伊斯兰医学发展误判的严重性。

这一时期的阿拉伯医学可以说已经度过了预备和学习阶段，在明晰古典医学遗产的基础上开始补益。本书限于篇幅，在此选择最具代表性的几点来说明这一时期伊斯兰教下的阿拉伯人不只在数学、化学、天文学和农艺学等方面进步显著，在医学方面更是具有突破性的进展。

除去上述雷泽斯和阿维森纳，11 世纪后，陆续涌现出来一大批杰出的阿拉伯医学家，如在外科方面，阿布尔加西斯（拉丁化作为 Abulcasis，来自阿拉伯语 Abūal－Qāsim，936—1013）著有一本三十卷的医学实践百科全书。[1] 这本书的外科章节后来被翻译成拉丁语，在拉丁语世界中得到了广泛的关

---

[1] Al-Zahrāwī, Abū al-Qāsim Khalaf ibn Abbās, *Albucasis on surgery and instruments*, California: University of California Press, 2011, p. 67.

注，并成为接下来500年欧洲的标准教科书。阿布尔加西斯是第一个识别血友病遗传性的医生，也是第一个描述腹部妊娠的医生，他在外科手术和仪器领域的开拓性贡献在当时的东西方都产生了巨大的影响。直到今天，他的一些发现仍在医学中得到应用。因此，他被认为是中世纪最伟大的外科医生，并被称为"外科之父"。

医院是医学事业上的重大贡献，它不同于先前基督教所建立的慈善院，是真正现代意义上的医院，它的建立不仅影响了近代欧洲医学的发展，甚至影响了世界，尤其是中国传统医学。① 阿拉伯地区许多医院是在伊斯兰时代初期建立的，它们被称为 Bimaristan（波斯语）或 Dar al – Shifa（阿拉伯语），意为"病人的住所"或"疗养院"。医院是照顾病人的地方的想法来自早期的哈里发，② 早在穆罕默德时代就已经有医院开始被设立起来，穆罕默德下令搭建帐篷以为在"圣战"中受伤的士兵提供医疗服务。③

随着伊斯兰医院的建立和发展，伊斯兰医师能够提供更多体内的手术来治愈患者，这极大地促进了医疗实践的扩展和发展，这一点尤其体现在当时的眼科领域。根据古希腊人的说法，视觉被认为是从眼睛发出的视觉精神，可以感知物体。11世纪的伊拉克科学家伊本·海瑟姆（Ibn al – Haytham，拉丁语

---

① 阿拉伯医学在元代传入我国，1270年在北京设立"广惠司"，1292年又建立"回回药物院"，二者均为阿拉伯式医院，也是我国最早的西医医院和西药房。

② Nagamia, Hussain, "Islamic Medicine History and Current Practice ", *Journal of the International Society for the History of Islamic Medicine*, Vol. 2, No. 4, December 2011, pp. 19 – 30.

③ Rahman Haji Hasbullah Haji Abdul, "The development of the Health Sciences and Related Institutions During the First Six Centuries of Islam", *The Islamic Quarterly*, Vol. 44, No. 2, 2000, pp. 601 – 618.

中称为 Al – hazen）提出了一种全新的人类视觉概念。伊本·海瑟姆将眼睛视作光学仪器，通过实验研究，在对眼睛解剖结构基础的描述上形成了他的图像形成理论，他认为视觉成像是光线在两种不同密度的介质之间通过折射形成的。其所著的《光学之书》于 12 世纪被翻译成拉丁文，是 17 世纪之前伊斯兰世界和欧洲最广为流行的光学著作之一。[①]

同时，医院的发展也促使药房从理论独立走向了实际上的独立。自学者萨博（Al-Biruni，卒于 869 年）于 9 世纪初提出药剂学之后［药学应该从医学中独立出来，因为它（药学）是医学的帮助者而不是仆人］，随着伊斯兰教医学和医院的发展，药剂学逐渐成为一个独立的、定义明确的专业。从今天来看，药房的独立对医学发展的意义重大，它的独立促进了医药与化学的连接，并确保了药品的安全和有效使用，可以说它的建立直接促进了后期的医学科学化，因此，它也是阿拉伯医学为人类医学发展做成的重大贡献之一。

从对医学史的影响来看，这一时期比较重要的人物有敢于对前人医学甚至盖伦医学提出异议的伊本·苏尔（Ibn Zuhr，约 1094—1162），他重视实践经验，是已知最早的实验外科医生，[②] 以及伊本·苏尔的学生阿威罗伊（Averroes，1126—1198）。阿威罗伊在哲学上造诣颇高，对亚里士多德哲学的理解和传播使得他的思想对近代西方哲学的发展产生深远的影响。在医学领域他系统地搜集整理了盖伦的医学著作，并著有

---

① Ingrid Hehmeyer and Aliya Khan, "Islam's forgotten contributions to medical science", *Canadian Medical Association Journal*, Vol. 176, No. 10, May 8, 2007, pp. 1467 – 1468.

② Rabie E. Abdel – Halim, "Contributions of Muhadhdhab Al – Deen Al – Bagh-dadi to the progress of medicine and urology", *Saudi Medical Journal*, Vol. 27, No. 11, 2006, pp. 1631 – 1641.

《医药通论》（*Colliget*）流传后世。

在这一时期，并不仅仅有着像伊本·苏尔和阿威罗伊等对古代医学做出重大译介贡献的医学大家，还有着像伊本·阿拜·乌塞比亚（Ibn Abi Usaibia，1204—1270）这样从事医学史研究的大家，他的著作《名医史》（英文被译作 *History of Physicians*，*Lives of the Physicians* 或 *Classes of Physicians*）长七百多页，开头讲述了古希腊医学大家和医学史，剩下的章节重点叙述了中世纪伊斯兰医学史，其中还包括叙利亚和印度的医学史，① 总共包含400多位阿拉伯医生的传记，是现今研究医学史，尤其是伊斯兰医学史的重要参考资料。

同时，阿拉伯人在化学上的非凡成就，使得伊斯兰医学的药学部分也异常突出，可以说，药学的"科学"发展最早是由阿拉伯人开启的。这一时期，比较著名的药物学家有伊本·阿尔-贝塔尔（Ibn al-Baitar，1197—1249），著有《药用植物大全》（*The Corpus of Simples*），以及药剂师阿尔·库英-阿尔-阿塔［al-Kuhin-al-Attar，意译为教士出身的犹太药剂师（Druggist）］。后者的药学书被认为是关于制药方面最好的书，不仅为药剂师（Pharmacist）提供了完善的业务标准，并且也详细地指导了如何采集药用的植物，如何保存以及如何以之制备药剂。②

除去以上这些在阿拉伯医学史上做出了伟大贡献的医者，还有一位重要的阿拉伯医学大家在被人们所"发现"，他就是伊本·阿尔·纳菲斯（Ibn al-Nafis，？—1288）。"在1924年

---

① The online edition of the Arabic-to-English translation of Ibn Abi Usaibia's History of Physicians, translated by Lothar Kopf.

② ［意］阿尔图罗·卡斯蒂廖尼：《医学史》，程之范等译，译林出版社2014年版，第283页。

一位埃及医生（Muhyi ad – Din at – Tatawi）提交他的博士论文给德国弗赖堡医学院之前，伊本·阿尔·纳菲斯的作品一直被人们忽略。如果 Tatawi 论文的副本最终没有引起历史学家梅耶霍夫（Max Meyerhof）的注意，也许伊本·阿尔·纳菲斯关于肺循环的发现会在此被遗忘。"①

伊本的"心肺循环理论"大胆地驳斥了盖伦关于隔膜上有气孔，两个心室之间存在着通道的理论。在他认为，血液是通过肺到达左心室的，因为只有这样才能避免一些不正常的、有害的流通。可惜的是伊本的理论由于太过"离经叛道"而没有得到别的医生的重视，更没有引起后世医学史家的重视，导致其关于"心肺循环"的理论一直隐而未现，未在医学史上获得其应该有的地位。

这一时期的阿拉伯医学并没有因伊斯兰帝国的衰退而一蹶不振，换句话说，只从翻译"保管"的视角看待这一时期的医学发展显然是过分受当时阿拉伯地区因战争和经济的原因远不如前的影响。实际上，此时的伊斯兰教医学已进入补益和开拓期，翻译经典已不是主业，补益和开拓才是这时的主题，甚至随着阿拉伯医学的发展，其逐渐形成了独立于西方医学体系的阿拉伯医学体系，作为等同于传统中医的民族医学屹立于世界医学之林。因此，纵观这一时期阿拉伯教医学的贡献，可以说没有这一时期的阿拉伯教医学奠基，就不可能有后期近代西方医学的科学化巨变，重新审视和重视这一时期宗教医学的发展变得迫切和意义深远。

因此，以往的研究对这一时期伊斯兰医学的发展存在轻视

---

① ［美］洛伊斯·N. 玛格纳：《医学史》第 2 版，刘学礼主译，上海人民出版社 2017 年版，第 163 页。

和误解，这一时期的伊斯兰医学并没有随着伊斯兰帝国的衰退而式微，反倒是由于宗教束缚减弱（强调理性）、文艺复兴和人本主义的兴起等，逐渐形成了自己特有的体系，因此，这一时期可被称为伊斯兰医学时期。

第三节　中世纪阿拉伯医学的意义和价值重塑

一　医学理念和医疗水平方面

如上所述，历经了保管（翻译）、过渡和成熟时期的阿拉伯医学不仅消化了波斯的各种学问和希腊的古典遗产，而且创造性地将这两者融入自己的思想和方法中。同时，撇开文化史意义上"述而不作"本身并不亚于创作这点，阿拉伯人在炼金术、天文学、数学、地理、医学和哲学等领域均有着独创思考和科学研究，这些成果传入欧洲，为文艺复兴时期及之后欧洲思想的形成奠定了基础。

由于受到"先知医学"的肯定和鼓舞，阿拉伯医者在追求"躯体的知识"方面成绩斐然，他们虽并未从医学理念上突破希波克拉底和盖伦的医学体系，但却涌现出一大批优秀的医生，他们的工作既是对前人工作的集大成，同时在内科、外科、眼科、解剖和传染病的发展和治疗上又有着突破性的进展。例如雷泽斯的《说疫》为流行病理论奠定了基础，为后期帕拉塞尔苏斯反对宗教将流行病视作"天谴"提供了理论依据；阿维森纳的《医典》更是为医学立法，一直到18世纪仍为西方医学生必修的教科书之一；被称作外科之父的阿布尔加西斯在外科手术和器械方面的贡献之大更是前所未有，直到今天他所使用的治疗方法和器械仍被人们沿用。可以说，古典医学在阿拉伯人手中不仅重新绽放，更在阿拉伯人手中开疆扩土，有了进一步的扩充和提升。这都刺激着文艺复兴和科学革命时期的欧洲人，毋庸置疑，没有阿拉伯医学对古典医学的突破和启发，很难想象欧洲人是如何一夜之间纷纷获得自信要"批判"和"超越"古人的。

因此，笔者认为，阿拉伯医学的理念和实际发展水平虽本质上没有脱离古典医学体系，但他们在医学各个领域的积累无疑为近代西方医学的发展和变革奠定了坚实的基础。

二 医院和药剂学校的建立

现代意义上的医院和药剂学校的建立可以说是阿拉伯医学为人类医学做出的重大贡献之一。公元 9 世纪哈里发·哈伦·拉希德（Harun al-Rashid，763—809）仿照波斯医院的样式建立了伊斯兰世界的第一所医院（比马利斯坦，Bimaristan）。随着医院在伊斯兰文明时期的发展，医院也开始有了特定的指称。基督教文化中慈善性质的医院为所有人服务，无论其种族、宗教 公民身份或性别如何，没有人曾经被拒之门外，病人住院也没有时间限制，医院必须保留所有患者，直到他们完全康复;[①] 男人和女人被分在不同的病房，病房被进一步分为精神病、传染病、非传染病、手术、药物和眼病等类型;[②] 患

---

① Nagamia and Hussain, "Islamic Medicine History and Current Practice", *Journal of the International Society for the History of Islamic Medicine*, Vol. 2, No. 4, December 2011, pp. 19-30.

② Rahman Haji Hasbullah Haji Abdul, "The development of the Health Sciences and Related Institutions During the First Six Centuries of Islam", *The Islamic Quarterly*, Vol. 44, No. 2, 2000, pp. 601-618.

者由同性护士和工作人员照料，① 每家医院都有一个演讲厅、厨房、药房、图书馆、清真寺，有时还设有一个基督教徒的小教堂且经常使用娱乐和音乐的方式来安慰和鼓励患者。②

此时的医院不仅是治疗病人的地方，还是一所对学生进行教育和培训的医学院。伊斯兰医院是最早开始书面保留患者医疗记录的医院，③ 这些记录由学生负责保留，随后由医生编辑并在以后的治疗中使用，这种做法极大地促进了医院医学的进步，为后期临床医学的发展奠定了基础。

公元 931 年，哈里发·穆克塔迪尔由于"庸医杀人事件"④ 下令对所有营业的医生进行考试，从那时起，所有的医生均需要参加执照考试，只有合格的医生才能执业。

药剂学校的创立得益于阿拉伯人在药材、药方和化学方面的深厚造诣，这使得他们不仅是最早开设药剂工厂的人，同时也是最早将药学从医学中独立出来并设立药剂师执业考试的人。如果说现代意义医院的出现促进了医生的职业化和医疗实践的常态化，为文艺复兴及之后欧洲医学的发展提供了专业化"基地"，那么药学的独立则促进了医药与化学的连接，并极大地保证了药品的安全和有效使用。可以说药学的独立直接促进了在此之后的医学科学化，使得人们开始大胆尝试各种

---

① ACMiller, "Jundi – Shapur, Bimaristans, and the Rise of Academic Medical Centres", *Journal of the Royal Society of Medicine*, Vol. 99, No. 12, December 2006, pp. 615 –617.

② N. J. Shanks and D. AlKalai, "Arabian medicine in the Middle Ages", *Journal of the Royal Society of Medicine*, Vol. 77, No. 1, January 1984, pp. 60 – 65.

③ Rahman Haji Hasbullah Haji Abdul, "The development of the Health Sciences and Related Institutions During the First Six Centuries of Islam", *The Islamic Quarterly*, Vol. 44, No. 2, 2000, pp. 601 –618.

④ N. J. Shanks and D. AlKalai, "Arabian medicine in the Middle Ages", *Journal of the Royal Society of Medicine*, Vol. 77, No. 1, January 1984, pp. 60 – 65.

可能的治疗方法，为医学的进步提供了更宏大的世界观和方法论。

总的来说，医院和药剂学校的设立，促使了欧洲关于医院概念和功能理解的转化。到了文艺复兴后期，整个欧洲的医院都改造成了针对病人的场所，并学习阿拉伯医学院的设置，在医院里实施教学且准确保留所有病人的临床记录，从今天来看，这些改革直接促进了欧洲医学的职业化、标准化和体系化，为后期的医学变革提供了专业化的人才储备和场地保证。

三 非宗教倾向性医学

对古希腊经典著作的翻译和学习，使得阿拉伯人对理性的执着和推崇丝毫不弱于古典时期的人们。作为一切思想和行动最根本依据的《古兰经》更是处处强调着理性的重要性，正是这样的尊尚理性，让整个伊斯兰文明不仅拥有理性的因素，而且还形成了一以贯之的理性主义传统。且因为推崇理性，他们在注释《古兰经》时便以理性证明为主，以引经据典的考据为辅，这一做法使他们甚至不承认与理性原则相左的圣训和史料，并把自己的宗教引到理性思考和逻辑证明上去了。[①]

也正因此，阿拉伯医学率先发展成为一种"非宗教倾向性的医学"，它开始独立于宗教，在理性中发展自身，阿拉伯医学对待宗教和理性的态度和见解通过他们的著作被广泛地传播到了欧洲，使得文艺复兴及后期的欧洲医学获得了日后变革所必需的理性思维和知识来源。因此，注重理性的阿拉伯医学虽不自觉中滑向了非宗教性，但这种倾向却对欧洲医学的理性

---

① 蔡德贵：《中世纪阿拉伯人对哲学和科学的贡献》，《阿拉伯世界研究》2008 年第 3 期。

化、科学化发展至关重要，为之后的医学变革奠定了成功的基础。

综上，可以说中世纪阿拉伯医学在医学理念和医疗水平上有着理性的尝试和卓越的积累，他们最早建立了现代意义上的医院，并将药学从医学中独立出来，这不仅为后期的临床发展奠定了基础，更为医学与其他学科的交流提供了良好的借鉴，促进了医学科学化和建制化的形成。同时，"非宗教倾向性的"阿拉伯医学也极大地为后期的科学革命和医学革命提供了发展的土壤——理性，因此，阿拉伯医学的发展及其达到的高度，可以表明近代医学革命的爆发并非一个孤立事件，它的产生依赖阿拉伯医学的形成和崛起。但其作为一个现象化的事件，却又是唯一的，而这更加凸显了阿拉伯医学对欧洲近代医学发展的奠基作用。

第四节　"危机"的到来

自希波克拉底、盖伦创立古典医学体系之后，一直到文艺复兴以前，西方虽有如上所述的"基督教医学"和"阿拉伯医学"，然而主要却是对古典医学的继承和发展，并没有什么实质性的突破，尤其是没有创造出新的"医学体系"以取代"盖伦医学"。因此到了15世纪末期，欧洲的医学水平也仅仅只是比盖伦时代的医学略有进步而已。受限于解剖、生理知识的匮乏，人们在理解疾病时依旧是基于"体液"说，治疗疾病时也依旧是主要采用"放血疗法"。即便如此，在"黑暗"的中世纪里，依旧孕育着即将到来的"医学革命"的种子。

我们知道，自从城市文明建立以来，人类开始大规模的群居生活，各种瘟疫和流行病就如同赶不走的恶魔一样常常带给人类无穷无尽的苦难，而也正因此，人们对健康的渴求使得人类不管在任何时期，都没有放弃发展医学的追求，故在医学的发展上，人类可以说是竭尽所能且不拘一格的。从医学史来看，即便是在宗教管控极为严格的中世纪，在"修道院医学"之外也依旧存在着力量不小的"世俗医学"。随着大学于10世纪后的广泛建立，那些曾经的修道院医学学校也逐渐从"亲民间医学"走向了"希波克拉底式"的理性的、注重实践的非宗教性质的医学，在这一点上，建校于9世纪的意大利萨勒诺学校①显得尤为突出。

萨勒诺医学校的伟大不仅在于他对古典医学的传承和发展，更在于它不拘一格的"建校理念"。从今天来看，萨勒诺医学学校是"非宗教性质"学校的首个模型，它的建立，使得信奉不同宗教，来自不同地区、国家的人可以抛开自己的信仰和文化而单纯地研究医学知识，为了"医学"这个单纯的目的而贡献力量。同时，由于腓特烈二世（Frederick Ⅱ，1194—1250）的特别授权，萨拉诺医学校最早获得了合法进行解剖尸体的特权，解剖课也成了这所学校的必修课程（1240年起施行）。萨勒诺医学校的建成和发展，不仅使其成为文艺复兴时期医学院校建立、发展可供参考和学习的典范，也为后期解剖学的独立发展奠定了基础，更难能可贵的是，萨勒诺医学校所培养的一些"世俗医生"成为文艺复兴时期医学发展的中坚力量，引领和启发着一批又一批的医学"革新者"。

---

① 萨勒诺医学校即今天的萨勒诺大学（University of Salerno），于9世纪建立，早期为一所专门的医学学校，是当时著名的疗养胜地，11世纪受阿拉伯医学的影响而达到发展的巅峰。该校主要组织编撰希波克拉底时期的古典医学典籍和阿拉伯医学典籍。该校于1231年得到意大利政府的承认，是欧洲最早的医科大学。

随着越来越多的大学在中世纪后期建立，医学逐渐变得"行业化""正规化"。欧洲各地纷纷颁布了关于医学学习和医生开业的各项规定和法令，然而这种本可能给医学带来极大促进的政策却由于遭遇到当时"经院思潮"的影响变得"经院化""庸俗化"。从今天来看，可能唯一值得庆幸的就是虽受经院学派的影响，医学在这一时期几乎停滞不前，并没有什么特别突出的进步，然而经院学派"理论化和系统化"的思维方式，却教会了人们如何进行"研究"和"观察"，而这正是文艺复兴时期人们重新认识"自然"和"自我"时所需要的"方法论"。

十字军前后八次的东征①改变了骄傲的欧洲人的"世界观"，让他们逐渐从乏味的"经院思潮"中醒悟过来，也逐渐从"愚昧"和"落后"中走了出来。战争带来的交流，也使得阿拉伯国家和地区保存和发展了的古希腊思想得以在诞生它们的地方"重生"。当越来越多的阿拉伯经典书籍被翻译到"西方"时，来自"东方"的瑰丽文化给这些还在"经院哲学"里自满的神学家们巨大的打击，而这些"打击"力量中最重要的便是医学。"来自东方的文化初次给修道院的科学以致命的打击，而这是通过医学书籍而来的。医学科学是这一运动的先导，因为它必须是合乎逻辑的，特别是涉及对人体功能的观察时。这样，通过希波克拉底和其他希腊人的翻译作品以及阿威罗伊的注译工作，人文主义的新气氛遂传入西方。"②

---

① 1096—1270 年，在罗马天主教教皇的允许下，西欧各国开始入侵地中海东岸的阿拉伯国家，在接近 200 年的时间内，这样的东征共发生了八次，分别发生在 1096、1147、1189、1202、1217、1228、1248、1270 年。

② ［意］阿尔图罗·卡斯蒂廖尼：《医学史》，程之范等译，译林出版社2014 年版，第 331 页。

也正是在这一时期，上文在"伊斯兰医学"中提到的如阿维森纳、雷泽斯等阿拉伯著名医生的著作开始大量引入到西方，刺激着已经停滞了近1000年的"西方医学"脆弱的神经。

大学和医学学校的兴起，再加上阿拉伯医学思想的引入，人们为了验证其正确性和科学性，开始了更多的医疗实践，这使得之前就已经逐渐放开的"人体解剖"变得更加宽松。到了1341年，帕多瓦大学已经可以开始进行公开的人体解剖，而"人体解剖"的逐渐解禁，不仅预告着一个新的医学时代的到来，也预示着人类开始在一种前所未有的意义上"认识自我"。毕竟，自巫术、巫医时代一直到此时，人类从来没有获得过这样"自由"的机会去全面地、细致地认识"自身"，发现"自身"。

当越来越多的医学家在临床实践或人体解剖中印证古典医学时，很快便会频繁地遇到让他们感到困惑的问题，即大量的经典著作的叙述与他们所观察到的现实并不相符。可惜的是，由于这一时期的人们并没有经受"文艺复兴"的洗礼，故当他们遇到这种"不符"的情况时，大多数时候仅仅是戏谑那些阿拉伯医学的翻译者或抄写者。他们认为是这些译者和抄写者在翻译和抄写时犯了错误或故意做了改动才导致出现这些"不符"的情况，并不是"经典医学"本身出了什么谬误。这种自欺欺人式的解释虽在开始时占据主流。然而，随着更多盖伦医学错误被发现，人们开始认真对待这些"错误"。可能也正是从这时起，人们开始意识到，他们所追寻的可能并不是古希腊那些奉为至宝的知识，他们需要的是古希腊那种"科学"探求自然和自身的精神。

当然，因盖伦医学的强势以及盖伦医学本身与宗教的结合，使得它并没有那么容易被一下子"证否"。事实上通过了解科学史我们知道，只有很少的变革光靠"证否"就可以实现（科学哲学中以波普尔为代表的"否证论"仅是众多派别之一罢了），大部分的变革不仅需要大量事实对旧理论的否定，同时也需要"新的理论"的诞生才能完成，哥白尼革命如此，近代的"医学革命"亦是如此。

因此，我们可以看到，直到15世纪结束，西欧的医学仍桎梏于古典的盖伦医学体系之中并没有获得太大的进展。但如上所述，医学的行业化促使医学逐渐和宗教、巫术、占卜等分开，成为一门基于观察和实践的"科学"学科。医学开始成为一门"世俗"的学问，并基本上脱离了宗教的束缚，可以自由发展。虽此时主流医学仍属盖伦医学，但在医疗行业自由宽松的环境中已出现越来越多一边刻苦钻研古希腊、阿拉伯医学经典著作，一边谨慎观察和实践的医者们。

在他们的不懈努力下，越来越多的"盖伦式"错误暴露了出来（如前所述的伊本·阿尔·纳菲斯、雷泽斯和阿维森纳等人都在不同程度上对盖伦的医学提出了确有证据的质疑），尤其是人体解剖的解禁，使得这一情况变得更加普遍。这种情况的日益增多，再加上15世纪末"新印刷术"[①]的引入使得重要的医学书籍和知识可以准确、迅速传播等，[②] 这些都不断动摇着人们对盖伦医学体系的信任。当时一次又一次的"鼠疫"[③] 和其他传染病的暴发和迅速传播给人们带来的巨大苦

---

① 欧洲15世纪的印刷术，是美因兹的约翰内斯·古腾堡所原创还是来自中国的活字印刷术，迄今仍在争论，但可以肯定的是，当时中国的活字印刷术对欧洲的印刷术发展产生了不可磨灭的影响。

② Elizabeth L. Eisenstein, *The Printing Revolution in Early Modern Eruope*, New York: Cambridge University Press, 2012, p.241.

③ 流行病学家对此仍有争议，可能是鼠疫，也有可能是别的传染病，医学界对此尚无定论。

难，中世纪末期的医学可以说是在由盖伦医学主导的看似风平浪静的表面下，暗流涌动。人们需要一个能够解答自己观察和实践究竟为何与经典理论不符问题的答案，也需要"医学"可以进步到让他们不再惧怕那些不断卷土重来的"毁灭性"的传染疾病。

所以，通过上面的分析我们可以知道，在中世纪末期，西方医学的发展已经变得独立（指行业化、学科化）且相对自由（人体解剖等各种限制的解禁）了。在这样的发展势头之下，势必会对建立于动物解剖之上的"盖伦医学体系"形成潜在的威胁。当人们已从"间接"了解"自身"的时代进入可以"直接"了解"自身"的时代后，"新医学"事实上已经孕育在了这种"变革"之下，医学即将走进一个"新"的发展时期，在被宗教思想统治了近1000年之后，当西方人再次迎回重视理性、逻辑和科学实践的古希腊精神和思想时，当他们深受阿拉伯文化先进的科学、艺术、医学等思想的震撼时，剧烈的"思维"碰撞在这片土地上炸开了花，一个崭新的时代就要到来。

小结 "黑暗"的中世纪

伴随着罗马帝国的分裂和衰落，古希腊这颗在自然哲学、艺术和医学等方面高度发展的璀璨之星也随之陨落，甚至连在它内部孕育出的宝贵的文化和智力遗产也随之销声匿迹，隐落在了异国他乡。随后兴起的基督教用宗教思想控制着社会的方方面面，导致医学在这一时期没有什么大的发展，反而与哲学、艺术等其他学科一样成了神学的"婢女"。论证上帝的"全知、全能和全善"，这一点与在6世纪前后兴起的伊斯兰世界也并没有什么大的不同，唯一值得庆幸的是，那些古希腊的宝贵思想资源在一次又一次的"翻译运动"中被阿拉伯地区的人们保存和学习着。也正是这一系列的"翻译运动"，激发了中世纪后期阿拉伯文化在各个方面的进步，尤其是在医学方面。这一点在医学成为最早"返回"西欧"老家"的各种文献上已被确证，足以证明伊斯兰医学已经在古希腊希波克拉底、盖伦医学体系的刺激下日臻成熟并不断接近于"科学"，因为只有这股"理性的、合乎'科学'逻辑"的力量才能成为当时乏于"经院思潮"的西欧人渴求的精神食粮。

古希腊精神和思想的回归、基督教和伊斯兰教两种文化的剧烈碰撞，使得本就"大学"林立的西欧开始走向前所未有的"开放"（国家力量和民间力量都纷纷开展各种新世界的探险，在这其中以1492年的哥伦布的出行最具影响力）和"自由"。而正是这种历史上从未有过的"开放"和"自由"给西欧的人们带来了更加广阔的视野和更加包容、多样的见解。

社会文化在这样的巨大冲击下迅速发生变化，给以往所有的"权威"思想都带来了危机。① 尤其是伴随着印刷术的引入、各种知识的广泛传播和迅速普及，这片以基督教文化为主的土地，别的文化如伊斯兰文明和古希腊经典也开始受到人们的理解和信赖。文化趋向多元导致人们开始不再完全依赖那个"全能"的上帝，尤其是一场又一场灾难性瘟疫的到来更加迫使人们寻求在医疗领域的重大进步。当然，此时不仅是"医

---

① 接下来在神学、自然哲学和医学等领域都发生了重大的变革，即我们知道的马丁·路德的宗教改革、哥白尼的天文学革命、本书讲述的近代医学革命等。

疗"领域，一切"传统的"事物都处在即将被"清算"的
"危机"之下，随着越来越多的大学在文艺复兴时期被官方准
许进行公开的人体解剖，一个新的时代已经缓缓向人们走来，
毫无疑问，此时的人类已经开始将目光从"上帝"身上转移
到了"自己"身上。

第四章

近代医学革命的爆发

如前所述，从 14 世纪开始，无论是出于世俗上要求验尸以查明死因的目的，还是出于宗教上教皇下令准许尸体解剖以查明不断暴发的瘟疫根源的目的，总之，到了 15 世纪末，教会对人体解剖的各种"禁锢"思想和法令已经松动甚至走向妥协。到了 1537 年教皇克莱门特七世（Pope Clment Ⅷ）下令准许尸体解剖用于医学教学时，人体解剖作为"医学"通向"科学"的必经之路已经彻底地、"合法地"被开启，"医学"已经率先走向了自己的"科学之路"，这一点从 1543 年维萨留斯出版的《人体结构论》中没有任何一处提到"上帝"即可证明。大肆公开地鼓吹"改革"并在药物学领域内大有建树的帕拉塞尔苏斯，丝毫不依赖"上帝"并出版自己对人体科学认知的维萨留斯，彻底推翻古希腊经典医学创立者盖伦的医学思想体系、建立了新的"生物医学"体系的威廉·哈维等人的出现都是医学领域已经开始了一场轰轰烈烈的"医学革命"的铁证。

15 世纪印刷新技术的引入使得医学知识以一种前所未有

的准确性和迅速性传播，相比于哥白尼的"怯懦"和《天球运行论》的延迟出版，① 等到"日心说"于 17 世纪开始真正产生影响之时，已拥有"科学精神"的"新医学变革"事实上已经为接下来即将到来的近代天文学革命和科学革命做了至少近一百年的"科学思维奠基工作"。虽说"文艺复兴"的"叛逆""复古"精神为文艺复兴时期一切"变革"提供了最有力的支持，但不得不说，近代医学革命成功地使"医学"从宗教中、古典医学中脱离出来的这种"示范作用"，既给了其他"变革"一个可以学习和效仿的对象，也给了其他"变革"一个强有力的科学的"精神支持"。关于这一点，本书在第五章近代医学革命与科学革命、宗教关系中有详细论述，故不在此赘述。

笔者认为，虽然在 16—18 世纪这几百年中，近代西方医学史上出现了为数众多的重要的医学大家（笔者将在后文中介绍），但通过对西方近代医学史及相关文献的阅读和研究，以及对本书主题认为近代医学革命主题的文献的考察，笔者认为帕拉塞尔苏斯、维萨留斯和威廉·哈维在近代医学革命中所做的贡献最为突出。笔者认为，通过接下来的叙述，一方面可以说明缘何他们三位乃是近代医学史发展中的三座里程碑；另一方面，通过对他们三位的介绍也可以说明这场革命之所以被称

---

① 《天球运行论》于 1536 年写成，哥白尼迫于宗教压力，一直等到将死之时获得教皇的支持才予以发表。1543 年发表之时其已卧病在床不省人事，该书的出版委托了一位叫作奥西安德尔的教士。该教士为了掩人耳目，在出版时加了自己的一篇无署名的前言，声称该书并不是认为行星如书中所描述的那样运动，只是为了编算星表，推演行星的位置方便才设计成那样，再加上这部书写得比较晦涩难懂，直到 70 年后，由于布鲁诺和伽利略对"日心说"的推行才被教会关注到并列为禁书，可见这本书在之前大部分时期是默默无闻的，故其对"科学"精神和思想的传播实际上并未起到太大作用。

为"革命"的原因及其在医学史中的意义。

第一节　帕拉塞尔苏斯——新"世界观" 的缔造者

帕拉塞尔苏斯是文艺复兴以来第一位彻底地欲与古代传统医学决裂的人物，在他的带领下，医学和传统的炼金术发生了创造性的融合，这为后来的"医疗化学"奠定了基础。帕拉塞尔苏斯认为，"炼金术的真正目的并非制取黄金，而是要制造出对人体健康有益的药品"①。帕拉塞尔苏斯的这种"化学世界观"不仅为医学开辟了新的"世界"，也让人从此开始把人体视作一个不断发生着各种化学反应的"化学系统"。

区别于盖伦的"四液说"，帕拉塞尔苏斯在结合了炼金术中的汞和硫的基础上增加了第三种元素"盐"，提出了自己独创的"三要素论"（Three Principles）。虽在强调人体的健康平衡来自上述三种元素的相互协调这一点上，帕拉塞尔苏斯的理论并非完全"超越"盖伦的"四液说"，但在自然中的矿物质可以帮助人体恢复"三要素的平衡"这一点上，帕拉塞尔苏斯与盖伦的想法完全分道扬镳了。

帕拉塞尔苏斯的创新在于让"自然中的一切物质"真正开始参与到"医学"中，每一种病都是一种"元素"或几种"元素"的缺乏或增多，可以通过自然中的矿物质而重新获得健康的平衡。在这样的"平衡"中，每一种疾病都相应地有特殊的"化学治疗法"，这样的理念极大地促进了"专科疾病"和"专属药物"概念的出现，对传统的"万能药"起到

---

① Paracelsus, *The Archidoxes of Magic*, Florida: Ibis Press, 2004, p. 320.

了非常大的抵制作用。

在 16、17 世纪，帕拉塞尔苏斯的学说开始逐渐被人们所重视，并最终成为人们用来对抗盖伦学说的主要"武器"。帕拉塞尔苏斯的"三要素论"对此后的医学无论是在"世界观"上还是在医疗化学的发展上，都起到了举足轻重的作用。唯一可惜的是，从化学的角度来看，帕拉塞尔苏斯依旧停留在传统的"元素论"中，而没有真正"超越"传统，没有像拉瓦锡那样，带领人类进入化学的"原子论"时期。但无论如何，帕拉塞尔苏斯的努力和贡献都为近代医学的发展带来了全新的"视角"。

一 帕拉塞尔苏斯的化学世界观

帕拉塞尔苏斯（Paracelsus，约 1493—1541）原名菲利普斯·奥里欧勒斯·德奥弗拉斯特·博姆巴斯茨·冯·霍恩海姆，是苏黎世一名医生的儿子，[①] 他之所以改名叫作"帕拉塞尔苏斯"，乃是因为他认为自己已然超越罗马名医"塞尔苏斯"。从今天来看，他的这种"超越"已经不仅仅体现在医学方面，更重要的是在文艺复兴时期，当人们的主流思想还是渴望通过"复古"的方式来找回他们作为"人的尊严"，建构他们"此岸的幸福"时，帕拉塞尔苏斯已经开始寻求通过"超越"古人来实现这些理想。

帕拉塞尔苏斯的反叛精神在其年轻时就已经表现出来了，他不满于亚里士多德和盖伦的哲学思想，认为亚里士多德的哲学思想并不符合《圣经》，尤其是以此为基础的盖伦医学体

---

① Paracelsus, *Paracelsus*, New Jersey: Princeton University Press, 1995, p. 14.

系，更是不可救药。他甚至这样评价那些大学里一心"复古、崇古"的学究，他说："我脖子上的每一根毫毛都比你们和你们所有的抄写员懂得的多，我的鞋要比你们的盖伦和阿维森纳更有学识，我的胡须要比你们所有的高等学府更有经验。"①而这些话还不是最让人难以接受的，因他对马丁·路德的敬仰和对其宗教改革思想的认可，他甚至在给学生授课时也模仿这位宗教改革家，并于1520年12月10日在城门口焚烧教皇诏书、教会法和经院神学书籍，公开与罗马教会对抗。烧毁古代医学权威著作成为他讲课之前必做之事，在1527年的圣约翰节时期，他在明斯特的一个传统的学生集会上，公开地将亚里士多德的追随者，上文提到的阿拉伯著名的医学大家阿维森纳的一本医学教科书投入火中，这一行动立即引发了轩然大波。虽在这之后他被他的同行、同事尤其是教会学生所指责诟病，但这一举动也为他赢得了"医学中的路德"这一称号，非教会学生们特别喜爱这位充满"反叛"的另类老师，在巴黎和海德堡还爆发了一场抗议禁止帕拉塞尔苏斯学说的学生运动。

由此可见，帕拉塞尔苏斯的确和路德一样是一个受"保守力量"排斥但却受"改革、新生力量"支持的人物。他的学说如同马丁·路德的宗教改革思想一样都是在坚信上帝的前提下对传统思想的反叛。帕拉塞尔苏斯同样认为，上帝、自然和人是具有统一性的，上帝创造了自然万物也创造了人，所不同的是自然界是上帝创造的"大宇宙"，人是上帝创造的"小宇宙"。而既然大、小宇宙都是上帝所创、受命于上帝，那么大

---

① Allen G. Debus, *The Chemical Philosophy*: *Paracelsian Science and Medicine in the Sixteenth and Seventeenth Centuries*, Cambridge: Science History Publications, 1977, p. 52.

小宇宙也必然是统一的，具有对应关系的，因此对二者所进行的研究必然也是相互启发式的。

帕拉塞尔苏斯认为，人作为一个"小宇宙"，自身内部如同"大宇宙"一般也存在着一个"天空"，因此要想了解人体，就必须同时了解自然。而无论是自然"提供"的果实，还是人类自身的营养物质——"体内果实"，都是为了满足"人的需求"而被上帝创造和设计出来的。[①] 在这一点上帕拉塞尔苏斯与文艺复兴时期强调"人的价值""人的尊严"者并无区别，所不同的是，这种思想同时也强调对"自然和人"知识的探索、理解就是在认识、理解上帝。故光靠"前人的经典著作"显然无法满足他所做的这种"研究"，因为他认为，上帝除了《圣经》，还留给了人们"自然"和"人类自己"，研究"自然和人自己"就是对以往认识上帝时存在的缺陷的巨大补充。

帕拉塞尔苏斯认为，"一个医生不该仅仅停留在大学教授的那些古老的知识，更应该在生活中向老妇、埃及人以及诸如此类的人去学习，因为在这些人身上有着比任何学问家们都更丰富的宝贵经验"[②]。可见，帕拉塞尔苏斯虽受神秘主义影响依旧是极致的"信仰派"，但他的学说却成功地将人们研究"自然与人"的"合法性"等同于研究《圣经》的，这对于之后的医学或自然科学的研究和进步无疑起到了巨大的推进作用。

为了更进一步地反对亚里士多德哲学以及受他思想影响的盖伦医学和阿拉伯医学等传统思想，帕拉塞尔苏斯在"大、小

---

① Joseph Duchesne, *The Practice of Chemical, and Hermeticall Physician, for the Preservation of Health*, London : Thomas Creede, 1605.

② Paracelsus, *Paracelsvs of the Supreme Mysteries of Nature*, Gloucester: Franklin Classics, 2018, p. 541.

宇宙"的世界观上又提出了与亚里士多德哲学完全不同的新哲学——"化学的哲学"（英文翻译为 Chemical Philosophy 而不是 Philosophy of Chemistry）。在他认为，"化学的哲学"的基础是建立在对神坚定的信仰、终日不断的祷告和神秘而又丰富的想象之上，这些"化学的哲学家们"的世界观里有一个大胆而又对后期近代天文学革命乃至科学革命都影响深远的观点，那就是他们认为太阳才是一切的中心，以地球为中心这个事实其实是无法让人忍受的。[①]

帕拉塞尔苏斯及其思想的拥护者们坚定地相信，无论是自然还是人类，所有的生命均源自一种被他们称作"天空火"（即三元素之一的硝石）的东西，而天空之火又显然源自太阳。不同于亚里士多德的土、气、水及火的四元素说，帕拉塞尔苏斯认为世界的性质是可以用"三种要素"来解释的，这三种要素分别是硫黄、盐和水银，与之相对应，这三种元素分别构成人的灵魂（硫黄）、肉体（盐）和精气（水银），以上通常也被称作为帕拉塞尔苏斯的"三要素"（three principles）理论。

"三要素"理论将帕拉塞尔苏斯的创世观和宇宙观以一种"化学"的方式向人们呈现了出来，在这里，上帝是一位手拿烧瓶的化学家。[②] "创世"的过程成为一个"化学家"不断"分离"的"化学过程"。帕拉塞尔苏斯的创世理论认为最初的分离来源于"原始质料"（亚里士多德称作为"prime matter"，帕拉塞尔苏斯称作为"Mysterium magnum"。在"原始质

---

① Edward Jorden, *A Discourse of Natural Bathes, and Mineral Waters*, Bathe: Thomas Salmon, 1673, p. 91.

② Allen G. Debus, *The English Paracelsians*, London: Oldbourne book Co. LTD, 1965, p. 29.

料"概念上，帕拉塞尔苏斯并没有完全与亚里士多德的想法不同)，紧接着在"原始质料"的基础上又分离出了土、气、水和火，[1] 其中天空从火中分离而来，精神和梦从气中分离而来，鱼、盐、海洋生物和其类似物从水中分离而来，木头、石头、动物和陆地植物从土中分离而来。接下来的分离来自上面各物的进一步的分离，如"肥料"是来自人或者动物的粪便（分离），而不是土，这样的分离一直进行下去。最后的一步便是又回到了起初的"原始质料"[2]。

"三要素"理论认为，"上帝创造的世界中所有的生命都与'火'相关，因此燃烧就意味着生命，不能燃烧就意味着生命的消失，故巨大的火球——太阳是所有其他生命的'中心火'。但太阳并不是上帝，它是所有最美灵魂和天空精神的'家'，上帝认为这种安排对'生命'来说是极好的"[3]。故如上所述，宇宙的"灵魂"在太阳之中，太阳是一切的中心，而根据万物的相通原则，地球内部也有一个"太阳"与天空中的太阳相呼应。"地内'太阳'把地表以下的水蒸馏到地表，然后天空中的太阳再把地表的水蒸馏到空中，这样的蒸馏不断积累便形成了空中的雨水，雨水形成时又从'太阳'中接受了生命之力，当雨水落到地上时与'盐'和'含有硫磺

---

① 显然我们能够发现帕拉塞尔苏斯在接受和使用亚里士多德的"四元素说"（水、气、土和火，该想法最早来源于恩培多克勒）的同时，重新定义了这些"元素"，即在一种"继承"中实现了他独有的"超越"。在帕拉塞尔苏斯这里，传统的元素之间的"性质联系"不再存在，取而代之的是一种只具有"单一性质"且为万物之"母"的"元素"，通过这样的转换，帕拉塞尔苏斯将自己的"大、小宇宙"联系起来整合为一个完整的系统，即人可被看作包含了地球上所有物体的"集合"，人与所有其他存在都来源于"母体"这一元素。

② Allen G. Debus, *The English Paracelsians*, London：Oldbourne Book Co. LTD, 1965, p. 26.

③ Robert Fludd, *Mosaical Philosophy*, LLC：Kessinger Publishing, 2010, p. 65.

的硝石'结合，三大要素相互贯通滋养着世间万物。"①

从这里可以看出，帕拉塞尔苏斯基于"三要素"的"化学的哲学"旨在将上帝创造的两个"宇宙"（自然和人）统一起来，在他那里，一切都是在一种神秘力量的驱使下发生着"化学反应"，且这些"化学反应"都是在"三要素"之间进行的。当时的"化学的哲学家们"认为，"三要素"本身意义广泛，既是可以用来描述一切事物的存在，又是尚未在现实中被分离出来、只存在哲学概念当中的物质。如它们既能用来解释上述提到的肉体（盐）、精气（汞）和灵魂（硫），也能解释自然中的蒸气（汞）、火焰（硫）和灰烬（盐），还能解释所有物质状态改变时经历的三种样态——液态、气态和固态。这些"化学的哲学家们"坚信，虽"三要素"无法被分离出来，但却可以通过化学操作确定他们的存在，因为上帝是用"三要素"创造了自然和人，一切事物的本质便是三要素，这和"三位一体"本身是完全一致的。

帕拉塞尔苏斯和其代表的"化学的哲学"创造了不同于亚里士多德"水、气、土和火"元素体系的另一种全新的元素体系，是因为其看到了若想全面"超越"以亚里士多德为基础建立的宇宙体系——神学、化学、医学和自然哲学，就必须有一种新的元素体系为以上学科奠基，从而在各方面都彻底取代传统思想。

"三元素"理论的提出虽表面上是对8世纪阿拉伯早期金属"硫—汞理论"的补充，② 但更深意义上是对截至帕拉塞尔

---

① Allen G. Debus, "Robert Fludd and the Circulation of the Blood", *Journal of the History of Medicine and Allied Sciences*, Volume XVI, Issue 4, October 1961, p. 374.

② R. Hooykaas. "Die Elementenlehre des Paracelsus, Chemical Trichotomy before Paracelsus", *Janus*, Vol. 39, 1935, p. 176.

苏斯以前所有以"四元素"理论为基础的思想的最有力的对抗。①

虽然从前面介绍的"三元素"理论中，我们不难发现帕拉塞尔苏斯对亚里士多德思想的不自觉继承，以及"三元素"体系中诸多尚待详细论证的问题，但事实上，也正是由于帕拉塞尔苏斯思想本身的争议性，使得帕拉塞尔苏斯的思想得到了最大范围的讨论。在这种讨论下，诞生了新的化学宇宙观（波义耳1661年发表的《怀疑派的化学家》提出的"元素"理论）、促进了宗教改革（从反对传统的以亚里士多德思想为基础的神学观点方面来看）、催生了"新医学"的诞生，由于本书主题偏重于医学，接下来主要叙述帕拉塞尔苏斯的上述思想在医学上的表达以及贡献。

从上述讨论中我们已经知道，帕拉塞尔苏斯认为自然和人都是上帝这位"化学家"运用"三元素"创造出来，因此真正的医生就是自然法术师，故帕拉塞尔苏斯常常自称为法术师，他甚至因信"武器药膏"（Weapon Salve）受到过宗教法庭的指控。但他认为，作为法术师，他治疗的能力来源于上帝，法术并不是来自魔鬼的伎俩。帕拉塞尔苏斯反对盖伦对希波克拉底"四液说"的理解和发展，认为疾病乃是源自"三元素"的化学反应，并不是由人体"内"四种液体不平衡导致的。同时他反对亚里士多德的运动只能依靠接触才能完成的想法，强调"超距"现象的存在，他认为整个世界都是"磁

---

① 自亚里士多德提出水、火、土和木的"四元素体系"后，以此为基础的宇宙体系和宇宙观逐渐被广为接受，自然哲学家们将这一体系看成理解自然运动的基础，炼金术者们则将这一思想用来解释物质的构成，以希波克拉底、盖伦医学思想为主的古希腊传统医学更是在此基础上发展提出了血液、黑胆汁、黄胆汁和黏液分别对应红、黑、黄、白和热、冷、干、湿四种体液学说以解释人体健康和疾病的成因。

性"的，万物互相在一种看不见的连接中相互作用。如上述提到的"武器药膏"，在治疗由火器所致的伤口时，由于存在两种不同性质的磁极——武器（weapon）处的"北极"和身体创口处的"南极"（Cold Northern Spirit and Dilative Southern Spirit），故可将药膏（Salve）涂抹在武器上而不是创口处去治疗此类疾病。[①]

综上所述，我们发现，帕拉塞尔苏斯眼里的"世界"是"化学"的，因此，从自然和人身上看到的各种情况无非是化学反应的结果。在帕拉塞尔苏斯所处的年代，伴随着宗教改革和文艺复兴，人们开始提倡"新道德"和去"禁欲主义"，这种变化使得性病大范围暴发，由于其具有很高的传染性，导致当时的人们不仅要面对被认为是"天谴"的瘟疫，还得面对"人祸"——各种性病，尤其是梅毒。无论是瘟疫，还是性病，以盖伦医学思想为主的传统医学都不能给人们一个可靠的解决方案，但此时的欧洲已不再是1000年前的欧洲，此时已经是文艺复兴末期，人们的思想已经从依靠上帝、寻求彼岸转向了依靠自身、重视当下。再加上宗教改革的影响，人们对于依赖传统天主教神学思想的盖伦医学体系更加反感和不信任，人们期待着医学领域的重大突破，因为此时，瘟疫和性病似乎成了所有矛盾中最急迫、最难解决的问题。

在这样的背景下，以帕拉塞尔苏斯为代表的医学工作者率先提出了推翻传统医学、建立新医学的口号。帕拉塞尔苏斯明白，新的医学必须既有新的治疗手段，更得有新的体系化的医

---

① Robert Fludd, *Mosaicall Philosophy Grounded Upon the Essential Truth*, *or E-ternal Sapience*, Gloucester：EEBO Editions, 2011, p. 230.

学思想，作为一个"化学的哲学家"，帕拉塞尔苏斯提出了自己基于"三元素"思想的新的医学体系。

帕拉塞尔苏斯的医学理论不同于"四液说"的盖伦医学，他认为人体和自然一样，发生在人体的各种变化都是各种化学反应的结果。所以与盖伦认为的所有疾病都来自"四种体液"不相协调不同，帕拉塞尔苏斯认为，疾病并不是内部牵涉多个器官或原因导致的，而是由单纯的某个外部因素导致的，且这个外部因素也并不影响整个人体或多个器官，而是仅仅在某个极为具体、局部的位置存在并导致疾病，即所谓的内在精气（archiei）。故疾病的治疗并不是要恢复所谓"四种体液"的平衡，而是寻找这一局部位置，并用化学反应相互作用的方式，使其恢复"元素"上——肉体（盐）、精气（汞）和灵魂（硫）三者——的协调正常，以治愈疾病。

在这种新的思想下，以"四液"思想为主的治疗原则——矛盾疗法（又称互补疗法，指的是让"四液"恢复平衡来治愈疾病，即如果疾病是由"冷"所引起，那么就用"热"的方式治疗，如果疾病是由"干"所引起，那么就该用"湿"去治疗[①]）不再适用。在将人体看作各种化学反应集合体的"新医学"背景下，取而代之的是帕拉塞尔苏斯基于德国传统民间疗法"对抗疗法"[②]提出的与盖伦治疗原则完全相反，基于局部"致病因素"的化学性质的新疗法"同性质元

---

① Allen G. Debus, *The English Paracelsians*, London: Oldbourne Book Co. LTD, 1965, p. 34。

② 这种民间疗法认为，应该通过相似性质的东西来实现类似"以毒攻毒"的治愈效果，即"like cures like, the poison that caused the complaint would – in proper dosage – also cure it（适量造成疾病的毒素会治愈该毒素所导致的疾病）"。

素对抗疗法"①。

　　这种疗法采用化学方法（即当时的炼金术）蒸馏、分离物质制备与造成疾病元素对等的药物治疗疾病。比如，用汞金属来治疗梅毒，用砷、硝酸钾以及其化合物来治疗痛风、癫痫和麻风病等，这些治疗取得了非常好的效果，尤其是用于在这之前人类历史上从未出现过的梅毒的治疗。

　　除了以上这些新的"药物"的成功，帕拉塞尔苏斯最为成功、辉煌的医疗案例便是即使在众多反对声中他依然被聘为巴塞尔医学教授并授予合法行医资格。1527 年，文艺复兴时期著名的人文主义者、当时欧洲书市中心巴塞尔的著名印刷商约翰内斯·弗洛本（Johann Froben，拉丁文 Johannes Frobenius，1460—1527）染有腿疾，当地医生束手无策，听说帕拉塞尔苏斯在斯特拉斯堡（Strasbourg，法国东北部城市），便邀请他来为自己治疗。在这次治疗中，帕拉塞尔苏斯有幸接触到许多前来看望弗洛本的瑞士人文学者，尤其得到约翰内斯·厄科兰帕迪乌斯②和德西德里乌斯·伊拉斯谟③的青睐。在帕拉塞尔苏斯用自己独特的疗法将弗洛本的腿治好后，前者（约翰内斯·厄科兰帕迪乌斯）利用自己的影响力力排众议让他成为市医和医学教授，即有资格在大学任教；后者（德西德里乌

---

　　①　Charles Webster, *Paracelsus*: *Medicine*, *Magic and Mission at the End of Time*, Bloomsbury: Yale University Press, 2008, p. 143.

　　②　Johannes Oecolampadius，1482—1531，文艺复兴时期神圣罗马帝国德意志新教徒，他积极主张参与教会的管理事务，与慈温利共同努力，从而说服了伯尔尼州采纳新教。

　　③　德语：Erasmus Desiderius von Rotterdam，英语：Erasmus，又译埃拉斯默斯、埃拉思姆斯、伊拉斯默斯，史学界俗称鹿特丹的伊拉斯谟，1466—1536，是中世纪尼德兰也即今天的荷兰和比利时著名的人文主义思想家和神学家，为北方文艺复兴的代表人物。伊拉斯谟对宗教改革领袖马丁·路德的思想有巨大的影响，因是坚定的天主教徒，故后期拒绝马丁·路德授予其的枢机职位。

斯·伊拉斯谟）不仅聘请帕拉塞尔苏斯作为自己的私人医生，更公开支持帕拉塞尔苏斯的医疗理论；而患者弗洛本在腿疾痊愈之后，给予帕拉塞尔苏斯充足的资金资助，所有这些，使得帕拉塞尔苏斯短时间内在欧洲声名大噪。[①]

然而好景不长，资助帕拉塞尔苏斯的弗洛本逝世，当时绝大部分人仍信奉古希腊和中世纪医生如盖伦和阿维森纳的保守理论，使得帕拉塞尔苏斯在学校越来越缺乏来自同行的支持。帕拉塞尔苏斯拒绝使用拉丁语教学，而是使用他的瑞士—德国方言教学。不仅如此，在圣约翰节时，他更是将名医阿维森纳的著作扔入火中。这些举动不仅使他招致整个医疗群体的反对，并且目睹这一切的大多数学生对此也并不理解，他们纷纷反对和诅咒这位"疯了"的老师，并用注明盖伦从地狱写给他的诗来侮辱他。[②] 很快，他便无法在巴塞尔继续待下去了，帕拉塞尔苏斯人生中最辉煌的日子就这样再也不复返了。

然而，倒霉的事情还不止这些，虽然帕拉塞尔苏斯独特的经验医学和化学疗法有很多成功的案例，但这样的疗法在当时同样有着非常多的失败案例，因此他也被称作为最糟糕的炼金术师、[③] 江湖骗子、杀人的刽子手[④]等。

帕拉塞尔苏斯一生反对亚里士多德的学说及受其影响的一

---

① Allen George. Debus, *The English Paracelsians*, Oldbourne Book Co. LTD, London, 1965, p. 16.

② Allen George. Debus, *The English Paracelsians*, London: Oldbourne Book Co. LTD, 1965, p. 17.

③ Allen George Debus, *Man and Nature in the Renaissance*, Cambridge: Cambridge University Press, 1999, p. 125.

④ Allen George Debus, *Man and Nature in the Renaissance*, Cambridge: Cambridge University Press, 1999, p. 125.

切理论，提倡对"自然"的研究，故他提出了重视观察和实验的口号。他的种种激进且疯狂的行为让他在生前就获得了"医学中的路德"①、近代科学革命的先驱的荣誉。②

　　帕拉塞尔苏斯一生绝大部分时间处在流浪之中，留下了多达 364 篇的论文，现在整理成共 12 卷的帕拉塞尔苏斯全集。这些论文中最有名的叫作"帕拉三部作"：《沃曼·帕拉米伦》（*Volumen Paramirum*，奇迹医书）、《帕拉格拉嫩》（*Paragranum*，奇迹医粮）、《欧普斯·帕拉米伦》（*Opus Paramirum*，奇迹医术）。

二　帕拉塞尔苏斯在近代医学革命中的意义

　　正如前面所言，帕拉塞尔苏斯在其生前就被人们称为"医学中的路德""科学革命的先驱"，足以说明他"离经叛道"的思想在当时就引起了足够的讨论。虽然他一生都是一个虔诚的天主教徒，但他对"创世论"的"化学"解读，用"三元素"对盖伦"四液"学说的对抗，都说明了他的思想对传统的破坏性和叛逆性。因此，虽然帕拉塞尔苏斯的"化学世界观"并未脱离传统"元素论"的范畴，但他对"炼金术"目的的重新定义，极大地促进了医药学的发展并在这一过程中促进了化学中"化合"概念的发展，这一点对后期"近代化学革命"的诞生和发展有着不可磨灭的重要作用。

　　从今天来看，帕拉塞尔苏斯身处文艺复兴时期到科学革

①　Lynn Thorndike，*A History of Magic and Experimental Science*，Colombia：Colombia University Press，1958，p. 438.

②　Allen George Debus，*Man and Nature in the Renaissance*，Cambridge：Cambridge University Press，1999，p. 15.

命时期的交界处。漫长的中世纪后，长期的宗教压抑、十字军东征后，以阿拉伯文化为代表的外族文化的传入、反复暴发的大瘟疫和古希腊思想的回归，催生出了"文艺复兴时期"。如本书在第一章中所述，"文艺复兴时期"花费了接近200年的时间大量地进行"复古"，然而强烈的教条主义和经院主义思潮仍然继续且广泛地存在于文艺复兴时期，使得这种"复古"变成了形式主义的"照搬誊抄"。长期的"同语反复"、对古人思想的"鹦鹉学舌"使得人们缺乏创造，思想充满了保守性，而也正是在这一时候，诞生了第一批"改革"家们，比较著名且有代表性的便是前面提到的宗教改革家——马丁·路德和医疗改革家——帕拉塞尔苏斯。

从思想的根源和改革的行动来说，二人都极为相似，无论是在1517年《关于赎罪券效能的辩论》（即《九十五条论纲》）喊出"唯独恩典、唯独信心、唯独《圣经》"的马丁·路德，还是在1521年大学课堂上公开烧毁盖伦医学思想的集大成者——阿维森纳经典医书的帕拉塞尔苏斯，他们的愿望都是渴望不再用任何别的"学说或者理论"去解读《圣经》，而是回到《圣经》中去。不同的是，马丁·路德提出的是宗教改革的思想，而帕拉塞尔苏斯更倾向于去掉亚里士多德式的盖伦医学，而回到真正的"上帝之书"——《圣经》和自然中，即他认为的化学世界中去理解上帝、理解宇宙、理解人体，且只有如此，才能真正理解疾病、治愈疾病。

帕拉塞尔苏斯认为，既然"自然和人"是上帝创造的另外一本"《圣经》"，那么所有人就应该对其进行细致的"观察和实验"①，以此更好地理解它，从而更好地认识、理解上帝。这种思想很大程度影响了后人对"观察和实验"的重视。他倡导的"三元素"理论不仅在他生前引起广泛的讨论，这种讨论在他死后持续发酵，到了 16 世纪，他的医学思想已经被众多的人了解和认可。比较著名的例子就是 16 世纪末 17 世纪初，当盖伦学派同帕拉塞尔苏斯学派争论时，经常会有人提议做这样的实验，即选取两组病人，一组用盖伦医学理论治疗，一组用帕拉塞尔苏斯的医学理论治疗，根据死亡率判断两种理论的合理性。当然事实上这样的实验从未进行过，但这足以证明帕拉塞尔苏斯死后一百多年后，其理论虽历经坎坷，被主流医学所排斥和打压，但仍通过各种形式发挥着它的影响。并已经成为那些对盖伦医学体系失望了的人们的选择，更逐渐成为可以与其相抗衡的医学力量。②

帕拉塞尔苏斯在医学上做出的最重大的变革也是最有意义的变革，就是他将盖伦医学体系中致病的原因从一个循环、互相影响的"四液说"修改为由单纯的某个外部因素导致，且这个外部因素也并不影响整个人体或多个器官，而是仅仅存在于某个极为具体、局部的位置并导致疾病。这种理解致病原因的"变革"也直接影响了治疗所遵循的理念和原则，从现代医学的角度来看（本书第四章"科学革命完成了吗"会详细

---

① 如区别于盖伦式的传统医学，帕拉塞尔苏斯认为即便是排出体外的"体液"尿液，也应是观察和实验的对象，且也能通过观察和实验寻找到致病的原因，并因此成功治愈诸多相关疾病，这在传统医学中是不可能的。引自 Walter Pagel, *Paracelsus*: *An Introduction to Philosophical Medicine in the Era of the Renaissance*, Karger Medical and Scientific Publishers, 1982, p. 155.

② Allen G. Debus, *The Chemical Philosophy*: *Paracelsian Science and Medicine in the Sixteenth and Seventeenth Centuries*, Massachusetts: Courier Corporation, 1977, p. 178.

介绍何为现代医学），无疑这就是现代医学的"序曲"。

不仅如此，帕拉塞尔苏斯的"将自然和人体看作为化学反应的集合的化学世界观"，更开启了通过所有物质（即包括无机物质）的"炼造"而找出治愈疾病的"化学物质"的"医疗化学"革命。

因此无论是在"医学范式"的转换上，还是在"药物"制备（从古典盖伦的只能来源于"有机、自然"到"人工合成"）的思维转变上，帕拉塞尔苏斯在近代医学革命上的地位都应与近代天文学革命的开创者哥白尼齐平。因为与哥白尼"日心说"推翻了以亚里士多德思想为基础的古典"地心说"范式一样，帕拉塞尔苏斯同样开启了一个与以亚里士多德思想为基础的古典盖伦医学范式完全不同的"医学新范式"，且这一"范式"不仅与"现代医学""现代药学"一脉相承，也真正促成"现代医学"和"现代药学"的诞生。

正是帕拉塞尔苏斯在医学上的努力，改变了人们理解"疾病"的方式和原因，重新定义和分类了疾病，也改变了人们理解"药"的方式，开启了人工"制药"的时代，为现代"药学"的诞生和发展奠定了基础。

因此，我们可以说，帕拉塞尔苏斯不仅指出了一条新的理解"疾病"以及如何治愈"疾病"的道路，而且指出了一条新的理解"药物"以及如何制备"药物"的道路。从今天来看，这两条"道路"的"完成版"无疑就是现代科学范式下的基于"基因、细胞理论"和"生物化学"的"现代医学"与"现代药学"（关于现代医学的更多叙述在本书第四章"近代医学革命完成了吗"第一节，故不在此赘述）。

第二节 忠实的盖伦主义者——维萨留斯

在详细叙述维萨留斯之前，有必要对本书之前所述的关于解剖学发展的内容进行一次简要的概括，因为只有这样，我们才能更好地理解这位医学巨匠究竟给医学带来了怎样的进步，及其究竟在何种意义上影响了医学此后的发展。

对人体进行系统的解剖研究对医学的诊疗和巩固医学发展成果有着不可替代的作用。古代希腊时期的医生将人体视为神圣的，出于对人是神圣不可侵犯的，拒绝对人体进行尸体解剖以表达他们的敬意。然而这直接导致了即便是像希波克拉底、盖伦这样的医学大家及其学派成员在解剖学方面仍旧停留在非常肤浅、原始的水平。虽然他们在医学的其他方面做出了较为突出的贡献，然而因为人体解剖学知识的匮乏，他们对人体的认知始终停留在"动物"（从动物解剖推导人体知识）层面，盖伦之后进入了漫长的中世纪，在这段时间内，不论是基督教地区还是伊斯兰教地区，出于宗教方面的原因，都不允许进行尸体解剖。

因此这一时期虽有零星的尸体解剖事件发生，但整体上绝大部分医生是无法自由从事人体解剖的。同时，医学也基本停留在盖伦医学的水平上而未发生本质的变化，自此直到中世纪的晚期。从 12 世纪开始，为了查明可疑死因、寻找瘟疫暴发的原因或是在自称为圣徒的人体内寻找圣物，教会开始允许进行尸体解剖。从 1405 年博洛尼亚大学允许使用死刑犯尸体进行医学教学，到 15 世纪末欧洲大部分地区的大学都得到了进行教学相关的尸体解剖活动的许可。而在这一期间，有一位人物先于维萨留斯且也对解剖学做出了重大贡献，他就是列奥纳多·达·芬奇。

列奥纳多·达·芬奇（Leonardo da Vinci，1452—1519）是文艺复兴时期伟大的画家、建筑师、解剖学家、工程师和发明家。达·芬奇对人体的研究主要是基于美学的，其研究动力来源于文艺复兴时期"艺术"对"人"的关注。因此达·芬奇的人体解剖事业并不受那时经院哲学传统的影响，为了绘出他满意的人体画册，他曾亲手将人体皮肤剥离开来并仔细用素描将其记录下来。在他的画册里，骨骼系统、肌肉肌腱、血液循环系统等都惟妙惟肖地呈现出人体特有的"美"。据考证，①达·芬奇解剖过约 30 位不同年龄的男子和女子，完成了约 750 幅解剖图，在今天看来，"达·芬奇的功绩是首先绘出上颌骨间空隙，他称之为'支持或保护颊的骨洞'，现在叫做上颌窦。他是第一个描述右心室和节制带（moderator band，或称 Catena）的人，所以遗传学家赖特（Wright）认为该带应叫作'芬奇带'（the band of Leonardo）"②。

可惜的是，达·芬奇一生很多的伟大的构想（如在医学上想写一部关于"自然人"的解剖著作）直到其逝世时也没有完成。达·芬奇坚信所有问题都能简化为机械和数学问题，所以并不太看重占星术、炼金术和医学，故在大部分医学问题上，达·芬奇既无意反对盖伦也无意支持盖伦，他只是希望通过解剖和生理实验来揭示控制运动和生命的机制。因此虽其在解剖学方面除循环问题外③推翻了众多前人的错误说法（如关

---

① 达·芬奇大部分的医学、生物学作品原稿都是在温莎（Windsor）城堡的图书馆发现的。

② Leonardo da Vinci, *Leonardo on the Human Body*, Massachusetts：Courier Corporation, 2013, p. 246.

③ 达·芬奇在解剖过程中已明确发现了盖伦在心脏问题上的较多错误，但其依旧坚持了盖伦医学的观点，因中西关于达·芬奇的医学方面研究较少，至今暂无发现其在循环问题上反对盖伦的证据。

于女性子宫是否和动物一样也为两角子宫等），但却并没有做出类似后期维萨留斯、哈维那样的贡献。更为遗憾的是，达·芬奇在医学方面天才的工作在当时并没有得到应有的重视，他的手稿可能出于保密或别的原因，并没有多少人知晓，少数知晓的几个人还不是医生，故直到几百年后，达·芬奇在医学方面的贡献才随着其文稿的发现逐渐被人们认识到。

在今天看来，在对人体结构认知观念的影响上，维萨留斯的贡献与开启关于地球和天体运动方式的新认知革命的哥白尼的同样重要。即在解剖学领域，维萨留斯同样掀起了一场"革命"，不仅如此，事实上二人发表的"革命性"著作也在同一年——1543 年。在这一年哥白尼指出太阳是宇宙中心，而不是地球。维萨留斯指出盖伦关于人体结构的众多错误，出版了人类历史上自盖伦以来在解剖学知识上真正有进步意义的解剖学著作《人体结构论》。

一　"盖伦精神"的近代宣传者和捍卫者

安德烈·维萨留斯（Andreas Vesalius，1514—1564）出生于医学家庭，父亲是查理五世的御用药剂师。长大后他师从于圭迪（G. Guidi，或称 Vidius）和杜波依斯（Jacques Dubois，或称 Sylvius）这两位当时著名的医学教授，其中，杜波依斯是当时著名的解剖学家、盖伦主义者。完成学习后，维萨留斯从巴黎回到帕多瓦大学任教，主要教授解剖学，正是在这段时间内（1537—1546），维萨留斯在解剖方面表现出了超越了以往任何人的观察、描述能力以及勇于坚持真正的"盖伦思想"的品格。

当时的帕多瓦，是一片自由的土地，在这里可以自由表达思想，因此维萨留斯也并没有意识到他对盖伦在解剖学上的错误的批评意味着什么。因为今天我们知道，虽然维萨留斯在后期大力批评盖伦的解剖学错误，但他实际上是一个地地道道的"盖伦主义者"。在他看来，他是盖伦思想即不盲从文献，而是通过实际的解剖和观察来描述、认识对象的真正践行者。[①]维萨留斯认为，盖伦在解剖方面的很多结论是在动物解剖实验中获得的，而动物和人体显然是不能类比的，因此盖伦违反了他自己提出的根据事实而非其他文献或传闻来作结论的信条。

在维萨留斯以前，虽然尸体解剖已经变得不那么敏感和被明令禁止，但即便像蒙迪诺、林耐及盖阿斯这样的大解剖学家也主要是通过解剖人体证明盖伦理论的正确性，[②]而不是像维萨留斯那样坚持"盖伦思想"的真正精髓——即不迷信前人的经典文献，而是从直接观察中获取知识的原则，不迷信盖伦而是认为要通过"人体之书"来认识人体。

维萨留斯对盖伦的批评并不是一开始就有的，这从维萨留斯在 1538 年出版的《解剖六图》中就可以看出。在这本书中，无论是关于人脑中细脉网（rete mirabile）的描述、人体肝脏的 5 叶组成描述，还是关于人体心脏的描述，[③]都是盖伦医学

---

① Brian L. Silver, *The Ascent of Science*, New York: Oxford University Press, 1998, p. 254.

② 盖伦认为，由于解剖学知识来源于实际观察，所以，即便是他自己的解剖学知识也终将被后人更接近真实的实地观察所检验，甚至超越，因此，真正的解剖学知识是在不断地被实际观察检验、批评中进步的，但由于前文所述，盖伦医学在中世纪的神学化，使得反对盖伦思想即是异端，故长久以来没有人真正地去实践盖伦这一正确的、接近于现代科学思想的主张，引自 Wear, A., *Medicine in Early Modern Europe, 1500 – 1700*, Cambridge: Cambridge University Press, 1995, p. 272.

③ Andreas Vesaliu, *Andreae Vesalii Tabulae Anatomicae Sex: Six Anatomical Tables of Andreas Vesalius*, London: Privately Printed for Sir William Stirling – Maxwell., M·D·CCC·LXXIV., 1874, pp. 5 – 15.

思想的延续。但是，随着维萨留斯事业的发展和医学知识的进步，其逐渐实事求是地批评盖伦在解剖中所犯的错误。

虽然如上所述，维萨留斯曾接受过盖伦关于心脏解剖的描述，但随着他在教学、解剖过程中的不断观察，维萨留斯发现盖伦关于人体静脉和心脏的描述与事实观察到的情况并不相符。随着越来越多的盖伦解剖知识错误的发现，维萨留斯很快从怀疑自己走向怀疑盖伦，他说，"我不明白哪怕是最小量的血液，它们是如何通过所谓的中膈而从右心室到左心室的"[①]。打那以后一直到《人体结构论》出版，维萨留斯在肝脏、胆管、子宫、颌骨和头盖骨等多个方面改正了盖伦在解剖学上所犯的错误。拿《人体结构论》一书来看，维萨留斯在其中系统、详细地指出了盖伦在人体解剖方面约200个错误，[②] 且在书中维萨留斯也给出了他认为盖伦之所以出错的原因，即用动物而不是真正的人体来获取关于人的解剖学知识。

当然，维萨留斯的观察及描述也不都是正确的，事实上，他同样并未遵循他所谓的真正的"盖伦精神"。例如他认为有第七眼肌以及鼻内肌的存在，他以为水晶体是在眼的中心以及腔静脉（vena cava），[③] 在《人体结构论》（共七卷）中的第三卷论血液循环和第四卷论神经系统中，他甚至完全采纳了盖伦

[①]　Plinio Prioreschi, *A History of Medicine*: *Renaissance Medicine*, Gloucester: Horatius Press, 2007, p. 213.

[②]　维萨留斯安排公开的解剖课来说明由于盖伦使用类人猿来了解人体骨骼，而事实上人体骨骼与类人猿有200多处不同，故盖伦在这些不同之处都犯了不可避免的错误，Miri Shefer – Mossensohn, *Ottoman Medicine*: *Healing and Medical Institutions*, *1500 – 1700*, New York: SUNY Press, 2010, p. 54.

[③]　［意］阿尔图罗·卡斯蒂廖尼：《医学史》，程之范等译，译林出版社2014年版，第429页。

的观点，一些本可以发现的错误被忽略了过去。在该书第五卷中维萨留斯甚至采纳了盖伦关于血液是从乳糜（chyle）中产生的观点。①

然而尽管如此，由于维萨留斯毫不留情地指出盖伦所犯错误，使得他如同帕拉塞尔苏斯一样，被当时暴怒的盖伦派学者称作"医学界的路德"。当然，与帕拉塞尔苏斯的"革命性"原因不同，维萨留斯被称作"医学中的路德"主要是因为人们担心他对医学的影响会像马丁·路德对宗教的影响一样。从今天来看，维萨留斯在解剖学上对盖伦体系的反驳，使得更多的人开始敢于质疑"权威"，也使得人们开始用新的眼光重新看待盖伦的解剖学知识乃至别的知识，其影响深远。

二 维萨留斯在近代医学革命中的意义

如上所述，维萨留斯称得上是一位货真价实的"盖伦主义者"。我们知道盖伦深受亚里士多德自然哲学思想的影响，在他的医学思想里到处都是亚里士多德思想的影子。不仅亚里士多德曾宣称"吾爱吾师，吾更爱真理"这样重视直接观察、研究，不迷信权威、书本的治学原则，盖伦也发表过类似的说法，他说："真理来源于对眼前对象的直接的解剖和观察，而不是伟大的前人或他们的经典文献。"② 作为忠实的盖伦主义者，维萨留斯对此深信不疑，当他发现盖伦及其学派的经典继承人如阿维森纳、蒙迪诺等人的错误时，他能够坚持"人体才是真正的书本"的信仰，而不是像与他同时代的林奈和盖阿斯

---

① Wear, A, *The Western Medical Tradition*：*800 BC to AD 1800*, Cambridge：Cambridge University Press, 1995, p. 279.

② D. Appleton, *The New American Encyclopaedia*：*A Popular Dictionary of General Knowledge*, Columbia：Columbia University Press, 1865, p. 519.

等人，依旧盲从盖伦学说，为盖伦的错误作辩解。

尤其是与哥白尼《天球运行论》同年出版的解剖学上的颠覆之作《人体结构论》，更是将维萨留斯本人不盲从权威和书本，重视直接观察和研究的"古希腊科学传统"无一遗漏地表达出来。在《人体结构论》中，维萨留斯毫不客气地指出了众多盖伦解剖学的错误，他甚至在这本书中指出了自己曾经犯过的错误。比如人脑颅底中是否存在复杂的血管网状结构——"神奇网"（retemirabile），维萨留斯承认自己曾用牛头而不是人的头颅来做实验进行说明，他自己也曾以为人脑中没有网状结构是因为人死后这种结构会在人脑中消失，而经过反复的解剖和实验，维萨留斯确认了人脑中根本没有这样的结构时，他不仅自省错误，更公开宣布盖伦在这一点上所犯的错误，并立即宣称"细脉网"在人脑中并不存在这一事实。

然而，除了在解剖学上的重大突破之外，维萨留斯在诊断、药学和生理学等方面都依旧停留在亚里士多德和盖伦医学思想的水平上。虽然维萨留斯对盖伦的反驳如同帕拉塞尔苏斯对盖伦医学思想的反驳一样并没有使盖伦医学体系的大厦迅速崩塌，盖伦医学思想仍旧占据了那个时代医学思想的主导位置。但是，帕拉塞尔苏斯"新医学大厦"的建立，为人们开辟了理解世界、人和疾病的新角度（世界观方面）；而维萨留斯则似乎是一个"搬运工"，他将盖伦解剖学体系中合理的部分逐渐地搬到帕拉塞尔苏斯的"新医学体系"之中，让新医学体系逐渐有了牢固的基石。

维萨留斯掀起的这股"纠错之风"，使得越来越多的医学工作者加入到发现古典医学错误的队伍中，这样，支撑盖伦医学体系"大厦"的基石就逐渐变少甚至消亡。可以说，帕拉塞尔苏斯是"新医学体系"的总工程师，而维萨留斯则是

"新大厦"的建设者和"旧大厦"的拆除者。正是他将稳固了将近1500年的古典医学体系之基凿开了一个缺口，让越来越多的医学工作者在面对与盖伦医学思想不同的现实时，选择坚持"盖伦精神"而不是"盖伦思想"。当越来越多的"解剖学"证据被"发现"时，这个建立在亚里士多德自然哲学思想上的盖伦医学体系大厦便开始不再那么坚如磐石，而开始摇摇欲坠。

因此，总的来说，帕拉塞尔苏斯一生所做的贡献是建立一套完全不同于古希腊传统的世界观。在医学方面，由于其化学世界观的影响，他建立起了最早的科学的"医学"和"药学"体系，可以说对近代医学发展起到了"质变"的作用。而维萨留斯在解剖学上的贡献体现在其对盖伦医学的反驳，正是因为维萨留斯的出现和他解剖学知识的传播，1543年后，整个医学领域获得了更多的自信和证据去质疑和反对古典盖伦医学体系。可以说，维萨留斯在"新解剖学"上，是"质"的开创者，但在近代医学革命中，是一个重要的"量"的积累者。

第三节　科学方法论在医学中的应用——哈维

虽然由帕拉塞尔苏斯掀起的"医学革命"并没有让医学迅速产生一个"质"的变化，但生理学、病理学、临床诊断、妇科、产科、儿科和药学等在形成独立、完善的学科体系的同时，因受维萨留斯在解剖学领域的启发，都与解剖学一道进入一个全新的、以观察到的事实为基础的研究氛围之中。

因此，正如我们在上文所述的，虽然维萨留斯在医学领域，甚至在他最专长的解剖学领域并没有太过突出的发现，即他的发现并没有给解剖学或者医学在"范式"上带来直接的本质的变化，但由于他提倡真正的"盖伦精神"，强调古希腊传统中属于"科学"的那一部分，因此在科学研究"思维"的转换方面，维萨留斯可以说起到了"质"的推进作用。正是因为他，人们在看待和理解古希腊传统思想尤其是盖伦医学体系时，思维的重点不是继承前人的知识，而是研究的精确性和直接性。

一言以蔽之，维萨留斯让人们信奉已久的古希腊传统思想的权威性消失殆尽，自他之后，人们在各项研究中都重建起了自信，不再迷信权威。同时，在漫长的中世纪时期，基督教神学传统绑架了古希腊传统思想，双方在一千多年的时间里协同发展，故当人们因维萨留斯的伟大贡献而开始质疑古希腊思想的正确性之时，与之相关的经院神学甚至是人们的信仰也在此时经历着巨大的考验（这一部分在本书"近代医学革命与近代科学之兴起的关系"中有更详细叙述，此处不赘述）。

自 1543 年维萨留斯出版《人体结构论》之后，其在解剖学领域内的突出贡献很快便被传播开来。如 1564 年当首席外科医生巴累（Paré Ambroise，1510—1590，公认的近代外科学之父）出版自己的外科学著作之时，书中涉及解剖学的知识已完全采纳了维萨留斯的"正确"观察结果。到 16 世纪末，维萨留斯的解剖学方法和解剖学知识已经成为当时进行医学研究的主流。在他的激励之下，一批又一批的医学工作者开始细致、严谨地观察和研究人体，"量"的积累逐渐越来越快，医学科学的基础在这样的背景下逐渐形成。随着人们对"自身"认识的不断加深，由盖伦医学提出的关于健康和疾病的想法就越来越在新的观察结果下站不住脚，在这其中，最为突出的便是哈维在人体血液循环上的突破性发现。

"血液"在最早的巫医时代便被人们认为是"生命之源"，到了盖伦时代，"血液"更是被视为四种"体液"中的一种，在人体健康方面扮演着非常重要的角色。因"血液"的紊乱而产生发热和炎症，在很长的时间内成为人们理解"疾病"来源的主要进路。因此在世界各个不同的医学体系中都有"放血疗法"的相关叙述，这种疗法尤其受到盖伦及其继承者们的推崇。

长久以来，盖伦关于血液方面的叙述（包括其产生和流动）成为西方理解这一领域的权威，尤其是进入中世纪之后，盖伦医学思想与基督教神学思想结合，不光是盖伦在血液方面的描述，整个盖伦医学都是神圣不可动摇的。这种情况在维萨留斯对"盖伦"进行重新解读和批判后，开始有了新的变化，随着研究的不断深入，盖伦关于人体血液的种种理论也逐渐开始走到了尽头，第一个开始对其发起挑战的便是西班牙神学家和内科医生塞尔维特（Michael Servetus，1511—1553）。

1553 年塞尔维特发表了《基督教之复兴》一书，在这本书里最早系统地阐述了"肺循环"的想法（这一想法事实上最早见于其在 1546 年书写的草稿中）。他认为经由肺动脉进入肺脏的血液事实上远超过肺脏本身所需，根据观察得到的结果，血液在肺脏中与"精气"充分结合后通过肺静脉又返回到了心脏。塞尔维特不仅在该书中提出了"肺循环"的想法，同时又用更多的实际观察例证，再次强调了心脏中并不存在贯穿的"房室中膈"的"盖伦思想"。可惜的是，由于塞尔维特仅在神学著作中提到他关于人体"肺循环"的新发现，导致其新发现并未引起医学界的很大关注。同时其在《基督教之复兴》一书中还有着对"三位一体"神学思想的攻击，导致其不久便被加尔文教指控为异教徒，于 1553 年 10 月 27 日被烧死于火刑柱上，他的著作也因此被大量销毁焚烧。《基督教之复兴》一书如今仅存三部，分别保存在巴黎、维也纳和爱丁堡。①

与塞尔维特做出类似贡献的还有里奥多·柯伦波（Realdo Colombo，1510—1559），他也在与维萨留斯的对垒中发现了"肺循环"，可惜由于他对塞尔维特等人的工作并不了解，其"新发现"并未超越塞尔维特的发现。不过值得称赞的是，柯伦波的确是在进行了大量的局部解剖和活体解剖实验的基础上独立发现了"肺循环"。

柯伦波在未接触塞尔维特著作的情况下，通过独立的观察和研究在人体血液循环方面也获得了很多新的发现。在他的传世著作《论解剖学》（De re anatomica）一书中，他既着重强调了并没有所谓的"房室中膈"，这种假想的通道在他看来是禁不住实际观察的检验的，也提出了关于人体血液循环更为重要的新发现，即并没有所谓由心脏产生的"微粒"，动脉输送的是血液而非空气。

这些新的发现打破了古代解剖学家的成见，在人体生理学领域内柯伦波的这些"发现"已经对盖伦的医学思想造成不可逆的破坏作用。虽然柯伦波在对静脉功能和肝脏的问题上依旧沿袭了盖伦医学体系中的错误观点，② 但柯伦波在人

---

① ［意］阿尔图罗·卡斯蒂廖尼：《医学史》，程之范等译，译林出版社 2014 年版，第 441 页。
② 柯伦波在这两点上依旧接受盖伦医学，认为静脉是携带全身营养的血液，肝脏是血液循环的中心。

体心脏运动和收缩方面的发现,① 已接近现代医学在此方面的描述。

由于柯伦波的新发现在当时得到了大量的活体动物实验结果的支持,因此他的著作迅速引起了轰动,鼓舞了之后大批的医学工作者②加入到证实和发展他在人体血液循环、心脏方面想法的队伍中来。可以说,柯伦波是盖伦之后最接近人体血液循环真相的医学家,在他的影响下,法布里修斯随后发现静脉瓣,对哈维产生巨大启发,一场由哈维引发的"近代生理学革命"即将到来。

哲罗姆·法布里修斯(Hieronymus Fabricius,1537—1619)作为哈维的老师同时也是静脉瓣的发现者对哈维在生理学上的贡献产生了很大影响。虽然法布里修斯并没有弄明白静脉瓣的真正功能,③ 但静脉瓣的发现却让哈维在搞懂静脉瓣的真正功能(人体在直立等情况下,抵抗重力防止静脉血液逆流)之后得以理解和概括出人体血液循环原理,彻底摧毁盖伦医学思想在生理学领域的权威地位,基于观察和实验的"科学的"生理学诞生了。

---

① 柯伦波在《论解剖学》中已有以下的描述:"当心脏扩张时,腔静脉(vena cava)中的血液进入右心室,同时混合了空气的血液借静脉性动脉(arteria venosa)进入左心室,这时瓣膜下降,以使血液自由进入;当心脏收缩时,瓣膜就关闭,这样血液不能由原路流出;在这同时,大动脉的瓣膜与动脉性静脉(vena arteriosa)的瓣膜都开放,使得与空气混合了的血液得以通过,流布全身,同时静脉血被带入肺中",引自[意]阿尔图罗·卡斯蒂廖尼《医学史》,程之范等译,译林出版社2014年版,第442页。

② 如著名的解剖学家、外科学家圭迪和切萨尔皮诺等人,尤其是后者,从现有史料来看,虽其造成的影响没有哈维大,但其事实上比哈维更早地提出了"大循环"理论。

③ 法布里修斯依旧坚持盖伦医学思想,认为血液离开心脏后只在静脉中流动且可以往返流动,静脉瓣的存在是为了让血液不至于积聚在身体的肢端并减缓血液的流动速度。

一　一场关于人体"中心"的革命——"心—肺循环"的发现

威廉·哈维（William Harvey，1578—1657）于1597年毕业于剑桥的凯厄斯学院（Caius College），取得学士学位后进入帕多瓦大学继续深造，并于1602年取得医学博士学位，之后回到伦敦的圣巴托洛缪医院（St. Bartholomew's Hospital）正式成为一名医生。其一生曾担任过解剖学和外科学教授、英国皇家内科学会会长及英国国王詹姆士一世和查理一世的御医。

哈维于帕多瓦大学学习期间，曾跟随发现静脉瓣的著名解剖学家法布里修斯学习医学知识。在名师法布里修斯的指导下，哈维对实验尤为着迷，也正是在这位名师的启发和教育下，哈维经过反复大量的实验最终解开了血液循环的谜团，生理学自此从盖伦时代进入了哈维时代。

哈维花费了近20年的苦心实验，最终确立了不同于盖伦医学体系的新的血液循环理论。可以说，哈维在实验生物学和人体生理学上的贡献，不光指出了盖伦医学中对肝脏、心脏、肺脏和血液循环的错误认识，更是继维萨留斯之后，进一步破坏了盖伦医学体系得以维系的理论根基。哈维运用了大量的实验证据证明了盖伦所犯的错误，开启了一个"实验生理学"的时代。

因此，要想说明哈维在血液循环上面的巨大贡献，首先有必要讲清楚在此之前的盖伦医学是如何理解和认识血液循环的。我们知道，"盖伦认为，静脉携带来自肝脏的血液（动脉起源于心脏）。血液在肝脏中产生、调配，然后以一种潮汐式的运动从静脉进入各个器官，在那里将其携带的养分消耗掉。从肝脏起源流到右心室的那部分血液分成两条支流，一支通过肺动脉流入肺，另一支则通过室间隔上的小孔流入左心室，在那里与空气混合、受热，然后从左心室流入主动脉，再到肺及身体外周。当血液进入动脉时，动静脉之间的联系通道使得空气也能进入静脉"①。（具体见下图）

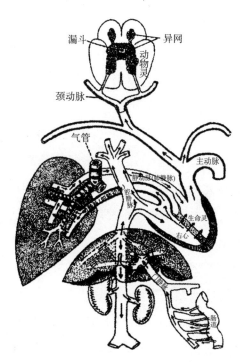

**图4-1　1946年医学史学家辛格（Charles Singer）对
盖伦生理结构的图解**

　　图片来源：［英］罗伊·波特《剑桥插图医学史》（修订版），张大庆主译，山东画报出版社2007年版，第217页。

　　从上面的叙述我们可以看出，盖伦的理解有对的部分，如

---

① ［英］罗伊·波特：《剑桥插图医学史》（修订版），张大庆主译，山东画报出版社2007年版，第99页。

"动脉也负责输送血液"的想法。但由于盖伦并没有看到血液是"循环往复"的，因此，他认为静脉和动脉无关，这种想法显然是错误的。再加上盖伦时代不能进行合法的人体解剖，盖伦的生理学知识主要是从动物身上获得的，故盖伦对"血液循环"的理解可以说主要依靠的是猜想和推测。总的来说，在心脏和血液循环方面盖伦主要有以下几个错误。

（1）认为心脏只分为两个腔，左心室和右心室，且血液通过右心室经过中膈然后进入左心室，即左右心室存在一个"孔洞"。

（2）血液由肝脏生成，经过静脉运送到心脏的右侧，通过"孔洞"进入左心室，进入左心室之后血液在这里与肺脏吸入的空气混合，便充满了"生命灵气"（vital spirit），此时充满生命灵气的血液通过动脉将血液运送到全身。

（3）动脉和静脉之间并不相通。

（4）由于动脉和静脉之间并不相通，血液并不"往复"，而是由"肝脏"不断再生。

（5）血液之所以可以运行到全身，依靠的是一种类似"潮汐"的力量。

（6）由于（5），心脏只有舒张的作用使得血液顺利流入别的静脉，而不具有收缩作用。①

如上所述，在哈维之前，盖伦关于假想的"房室中膈"

---

① ［英］罗伊·波特：《剑桥插图医学史》（修订版），张大庆主译，山东画报出版社2007年版，第125页。

的想法已经被维萨留斯、塞尔维特、柯伦波和切萨尔皮诺等人证否。然而在哈维没有系统地阐明血液循环之前，虽然人们意识到盖伦一定不只在此处有严重错误，但由于没有更多新的发现和有力的证据，再加上宗教方面的压力，人们依旧认可盖伦的想法，如上面提到的柯伦波，仍认为肝脏才是血液循环的中心。

虽然哈维在较早的时候就已经掌握了关于心脏和血液循环的奥秘，然而正如他在 1628 年出版的《关于动物心脏和血液运动的解剖研究》［又称作《心血运动论》（*Exeritatio Anatomica de Motu Cordiset Sanguinis in Animalibus*）］中所承认的那样，

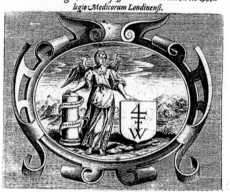

图 4 - 2　心血运动论封面图

图片来源：Andrew Wear（ed.），*William Harvey：The Circulation of the Blood*，London，Dent，1990.

与哥白尼一样，他担心自己的想法太过"新奇"和"史无前例"①，会受到多方的误解和攻击，因此哈维也真诚地希望公众能对他的研究结果表示出最大限度的宽容。

在今天看来，哈维所处的时代，虽然像望远镜和显微镜这样对科学实验具有重大作用的仪器已被发明并使用，但是通读《心血运动论》后我们会发现，哈维的"新发现"并没有借助这些最新的仪器，而是受到了亚里士多德自然哲学目的论的启发，并使用了一些非常基础的计算。

哈维认同亚里士多德关于人体的"目的论"解释，即任何身体的构造都是被设计用来实现它所需要的功能，因此，哈维提出质疑，如果盖伦所述的肺静脉是用来运输空气这一观点是正确的话，那么为何它与身体别处的血管具备完全相同的结构呢？

除此之外，哈维还对动物搏动的心脏进行了细致观察，并在此过程中计算了其单位时间通过的血流量。通过计算，哈维得出一个惊人的发现，即心脏每半小时泵出的血液量远远大于全身在任何时候的血液总量。在此基础之上，哈维又对肝脏半小时内的血流动量进行了计算，发现不光每半小时内经过心脏的血量如此之大，且远大于肝脏每半小时的血流量，这足以表明肝脏在任何时候都不可能造出那么多血用来经过心脏。对于这些血液，身体也不可能在半小时内消化和吸收它，因为这既不符合身体在半小时内从外界可以获得的"重量"，也不符合身体在半小时内增加的"重量"。上述的这些数据让哈维意识到，盖伦在这里的描述一定是错误的，肝脏、心脏、动脉和静

① Thomas Edward Wright, *William Harvey: A Life in Circulation*, Oxford: Oxford University Press, 2013, p. 202.

脉这些器官的功能一定有着更为合理的解释。哈维在其《心血运动论》一书中这样写道：

> 现在我将简要地说明我在血液循环方面的发现，希望大家能够接受我的观点，因为就我所观察到的证据和已有的争论已经表明血液乃是因心房和心室的收缩和舒张而在心脏和肺脏之间流通，之后输出到全身各个部位，最后进入静脉和肌肉间隙，随后这些血液又由小静脉到大静脉，最后进入腔静脉和右心房，即整个全身的静脉血液都从身体各部位趋向于心脏，其情形犹如涨潮之由静脉而返，退潮之由动脉而去，其在单位时间的流量之巨大，是不可能由食入之物所能供给满足的，再者如此之大的量也远超营养所需，故这样的情况只有一种解释：动物体内的血液是在一个固定的循环中循环往复地流动的，这种流动是通过心脏的搏动来实现的，同时这也是心脏收缩和舒张运动的唯一目的。[①]

这样类似的实验在《心血运动论》中有很多，因为在哈维心中，类似的疑问都在亚里士多德"目的论"的推动下需要找到一个答案。如哈维受其老师法布里修斯发现静脉瓣实验的启发，对其实验进行改造后，证明了血液在静脉中流动的方向并不是如前人所言的可双向流动，且静脉瓣的存在并不单单是为了抵抗静脉中的血液所承受的重力，还可以起到对抗由于心脏的收缩和舒张造成的血液逆流现象。

---

① William Harvey, *The Works of William Harvey*, trans. Robert Willis, Pennsylvania：University of Pennsylvania Press, 1847, p. 608.

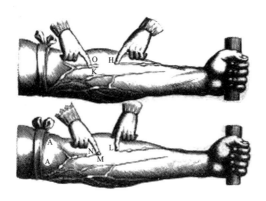

图4-3　血液流动方向实验图

注：此处哈维原书强调观察"近心端和远心端"血液变化，而非后期用青蛙等动物实验时观察的心脏收缩状态。

图片来源：[英] 罗伊·波特《剑桥插图医学史》（修订版），张大庆主译，山东画报出版社2007年版，第219页。

可以说，哈维在实验生物学和人体生理学上的贡献不光彻底揭开了盖伦医学思想中对肝脏、心脏、肺脏和血液循环的错误认识和理解，更是继维萨留斯之后进一步地破坏了盖伦医学体系得以维系的理论根基，哈维运用了大量的实验证据不可反驳地证明了盖伦所犯的错误，开启了一个"实验生理学"的时代。

总的来说，哈维通过大量的实验测量和计算，在以下几个方面驳斥了盖伦的错误，提出了自己新的生理学理论：

（1）心脏的收缩和舒张是血液循环的动力；

（2）脉搏的产生，是由于心脏的收缩和舒张而导致的；

（3）左心室与右心室之间并不存在什么"看不见"的孔洞；

（4）动脉里流淌的并不是别的，而是与静脉相同，也是血液；

（5）血液的流动方向为：静脉是向心流动的，而动脉则涌向周身的；

（6）静脉瓣的作用是防止血液倒流；

（7）血液并不是在流动到周身之后耗尽由肝脏不断再生，而是循环往复地流动的，静脉血液向心回流到右心室，右心室通过收缩将其排出经肺动脉进入肺脏，通过肺静脉进入左心室，通过心脏的收缩和舒张作用，左心室的血液进入主动脉并流向肢体各部位，最后又通过体静脉回收再次进入右心室，完成一次循环，故血液循环的起点并非肝脏而是心脏。①

然而，虽显微镜在当时已经被广泛使用，但哈维并没有将其应用到自己的研究中，故哈维始终没有搞明白当动脉血液流经全身之后是如何与静脉进行"连通"而进入静脉之中回到心脏的，哈维坚信，动脉血管和静脉血管之间一定有某种肉眼看不见的可以将动脉和静脉"连通"起来的血管。② 这些"血管"最终被意大利显微解剖学家马尔切洛·马尔比基（Marcello Malpighi，1628—1694），通过显微镜所发现，之后，列文·虎克（Antonie van Leeuwenhoek，1632—1723）又通过细致的观察和实验证实了这些"微血管"连接着动脉和静脉，至此哈维的"血液循环理论"才算真正意义上的完成。

---

① ［英］罗伊·波特：《剑桥插图医学史》（修订版），张大庆主译，山东画报出版社2007年版，第189页。

② Peter Distelzweig, Benjamin Goldberg, and Evan R. Ragland, *Early Modern Medicine and Natural Philosophy*, Netherlands：Springer, 2015, p. 7.

二 哈维在近代医学革命中的贡献和意义

正如上面所述，哈维通过大量的实验证实了心脏左右心室之间并无"孔洞"可以让血液流通于两个心室之间；右心室的血液通过肺动脉、肺静脉即以肺循环的方式回到左心室；当剖开动脉时，静脉的血液也会流失殆尽，反之亦然，故动、静脉之间是相互连通的。

同时，通过测量和计算，哈维也证实了无论是人体还是动物体内的血液都是循环往复的。因为大量实验的测量和计算结果证明血液量在人体和动物体内都是有限的，是不可能在一次流经全身后就被身体完全吸收进而消失，因为肝脏在相应的时间内绝对不可能再造出相应量的血液。

我们知道，虽然在哈维以前，部分关于心脏和血液循环的理论已被维萨留斯、塞尔维特、柯伦波和切萨尔皮诺等人通过"观察证据"证实，然而，通过上面的讨论我们很容易看出，哈维的证明方式与这些人有着质的不同。

即哈维从各种角度，利用大量"实验""证据"和"数据""证据"论证了血液如何在人、动物体内循环这一事实。可以说，哈维不仅仅在很多"发现"上是前无古人的，而且他在医学领域内的这种"证明方式"也是史无前例的，也正是因为这种"论证"的科学性，哈维的"心血运动论"虽然并没有立刻彻底摧毁盖伦的医学体系，但却掀起了前所未有的关注和争论。在哈维的鼓励下，近代"医学"在方法论上的"革命"开始了。

哈维未停留于简单的观察、测量和计算，他更多地使用了比较解剖学的方式去研究人和动物的生理现象。通过这样的

"新方法"，哈维不仅发现了高等动物以及人与低等动物心血管系统的差异，还发现了胎儿与成年人心血管系统的区别。这种精确、定量的方法在哈维那里成了超越直接观察更常用在研究中的方法，这种方法的使用不仅让哈维以一种"数理"的思维方式理解人体，也让"近代医学"开始走上了"科学之路"。

因此，我们可以说，哈维的"发现"并不是基于"观察"的结果，而是一种数学上的必然。也正是这样的"必然发现"，掀起了医学界前所未有的"新争论模式"。即哈维引发的争论不再是"观察结果"上的争论，而是通过测量和计算，在实验和生理学数据上的一场争论。一方面是无法质疑的、可以反复实验获得同样结果的哈维的"发现"，另一方面是在这些"新发现"之下的众多尚待解释的谜团，人们开始陷入了"两难"之中。

无法质疑的"哈维"证据使得人们得以确认盖伦医学体系的错误，而放弃盖伦医学体系，一些既往的可以被盖伦医学解释的"现象"却在"新医学"体系中尚未形成、无法系统地对这些现象解释之前，成为盖伦医学支持者们攻击哈维的理由，也成为致力于"新医学"研究者主要的攻坚对象。

我们知道，哈维仅仅是用"新方法"即"数学必然性"将盖伦医学体系从解剖学和生理学这方面撕开了一个无法"愈合"的创口，即"血液循环"能以一种"数学必然性"的方式被证明。

而盖伦医学作为一个完整的医学体系，是不可能因为哈维在解剖学和生理学这两个领域内的成就土崩瓦解的。一方面是因为"医学实践"的开展需要在解剖、生理、内科、外科、妇科、儿科等方面的系统的"医学理论"，即哈维的发现并不能对"医疗实践"产生有效的"指导意义"，但人们又时时刻刻需要系统的医疗理论来指导"医疗实践",所以仅靠"心血运动论"的发现并不能真正撼动存在了一千五百多年的盖伦医学体系;另一方面,哈维的"新发现"并没有直接回答以下问题:一是,如果血液是循环往复而不是被组织吸收消耗的,那么组织是如何获得所需的养分的?二是,如果静脉血液不是由肝脏生成的,那血液是从哪产生的,同时肝脏真正的功能是什么?三是,如果血液是循环往复的,那为什么血液要分动脉和静脉,它们之间的区别是什么?

类似这样的问题如雨后春笋般爆发了出来,但与以往不同的是,这些争议的焦点,已不是反驳和否定,而是寻求解答,渴望获得"真正"的解释。

所以,从上面的讨论我们可以清晰地看出,哈维的贡献绝不是发现"血液循环论"这么简单,哈维的发现来自对测量和计算的熟练使用,其"发现"是"实验性质"的,[1] 是可以类比伽利略在近代天文学革命上的贡献的。

即哈维同伽利略一样,将"受控实验和数学化思维"引入了医学领域,使得医学领域的发展在此之后获得了革命性的新"方法论"。如同伽利略给近代天文学革命带来了本质性变革一样,哈维的新方法也让医学走上了真正"革命"的道路。

笔者在绪论中曾经强调,近代天文学革命的完成和意义并不是一场简单的"世界观革命",更重要的是其开启的新的方法论变革,即"方法论意义上的革命"才是让"世界观的革命"和近代天文学革命不断前进并最终完成的真正力量。同样地,哈维在医学领域内引入的这场"方法论变革"也给帕拉

---

① Jole Shackelford, *William Harvey and the Mechanics of the Heart*, Oxforrd, England: Oxford University Press, 2003, p. 96.

塞尔苏斯开启的近代医学革命（如前所述，帕拉塞尔苏斯同哥白尼一样，作出的仅仅是在他们各自领域内"世界观"的变革）注入了真正的"革命性力量"。自此，近代医学革命的发展获得了方法论上的保证。因此，这场近代医学革命如同伽利略之后的近代天文学革命一样，其完成不过是个时间问题罢了。

小结　谁是近代医学革命中的"哥白尼"

从上面对帕拉塞尔苏斯、维萨留斯和哈维的讨论我们可以看出，帕拉塞尔苏斯的主要贡献在于他将上帝看作一个手拿烧瓶的化学家，即给予近代医学一个不同于以往——以亚里士多德自然哲学为基础发展起来的盖伦医学的"哲学式的世界观"——的新世界观——"化学式世界观"。在这个新世界观下，帕拉塞尔苏斯重构了医学的基础，将疾病的定义从盖伦认为的"四种体液"不和谐所致，修改为由单纯的某个外部因素所致，且这个外部因素也并不影响整个人体或多个器官，而是仅仅在某个极为具体、局部的位置存在并导致疾病，即所谓的内在精气异常或紊乱而引发疾病。这种理解致病原因的"变革"直接影响了治疗所遵循的理念和原则。从今天来看，这几乎与现代医学对疾病的理解和看法并无二致，从这个意义上来说，帕拉塞尔苏斯已经完成了近代医学革命中属于"世界观"变革的那一部分。

不仅如此，帕拉塞尔苏斯的"将自然和人体看作化学反应的集合的化学世界观"也给医学领域中的药学部分带来了全新的思路。由于"疾病"概念的变化导致治疗理念的革新，加上整个世界的"化学属性"，使得一切物质（即包括无机物质）都可成为"药物"直接或通过化学反应间接地治疗疾病。

这一场关于药物的"医疗化学"革命，都是来自帕拉塞尔苏斯全新的"化学式世界观"。即无论是在"医学范式"的转换上，还是在"药物"只能来源于"有机、自然"到可以"人工合成"的思维转变上，帕拉塞尔苏斯都给予了"近代医学"一个全新的世界观。

从这个意义上来说，帕拉塞尔苏斯在近代医学革命上的地位应与近代天文学革命的开创者哥白尼齐平。因为与哥白尼"日心说"推翻了以亚里士多德思想为基础的古典"地心说"范式一样，帕拉塞尔苏斯同样开启了一个与以亚里士多德思想为基础的古典盖伦医学范式完全不同的"医学新范式"。从今天来看，这一"范式"的"世界观"与"现代医学""现代药学"的"世界观"一脉相承。

可惜的是，正如前面所描述的那样，无论是"四体液"说，还是"三元素"说都足以表明帕拉塞尔苏斯依旧是"元素论"的继承者（详见本章第一节关于"元素论"和"原子论"的讨论），即在对世界解释的"方法论"原则上，帕拉塞尔苏斯并没有太多"超越性"，而这也直接导致了其与哥白尼相同的境遇，即不仅新的世界观"日心说"无法立刻摧毁传统的"地心说"，"化学式的世界观"也不能立刻摧毁旧式的盖伦医学体系。

同近代天文学革命的命运一样，近代医学革命也必须等待其"伽利略"的诞生，即像绪论里已经论证过的那样——真正的革命必须伴随着一场"方法论意义上的革命"才能真正得以完成，只有"近代医学"也发生一场"方法论"上的变革，近代医学革命才可能最终得以完成。

那么，究竟是维萨留斯还是哈维担负起了这个"重任"呢？

从前面的叙述中我们知道，维萨留斯是一个彻底的"盖伦主义者"，他真正贯彻了盖伦的原则即"不应该盲从前人的文献，应通过'直接'、实际的解剖和观察来描述、认识对象"。且他的主要贡献《人体结构论》也是基于对"盖伦精神"的忠实践行，故正如本书在前面评述的那样，维萨留斯更像是建立"新医学"这座大厦的搬运工，其贡献无论是在"世界观"还是在"方法论"方面都并没有颠覆性的意义，因此其对近代医学革命起到的影响并非"质"的，而是"量"的。

那么，哈维做到了吗？

从本章第三节对哈维的介绍我们可以知道，哈维通过大量的"实验证据"和"数据证据"证实了盖伦医学体系中对于"肝脏""心脏"和"血液循环"的认识错误。通过严密的测量和计算，哈维以一种"数学必然性"的论证方式证明了"血液必然是循环的"这个结论。这种"证明"方式的"革命"性掀起的讨论使得无论是支持者还是反对者，都必须同哈维一样进行大量的测量和计算，因为只有这样才能更好地"支持"或者真正地"反驳"。正是在这个意义上，我们可以说，哈维的贡献显然不是对各种前人错误的发现和"心血运动论"的提出，而是这种在医学领域内的"科学"的新论证方法。哈维之后，这种以"精确""定量"为主的数学方法逐渐超越传统的"观察"式研究方法，成为医学领域内的主流。

故我们可以说，哈维掀起的争论不再停留在"观察结果"的争论上，而是使得医学领域进入了一个通过测量和计算，在实验和生理学数据上争论的模式。① 这种"新争论模式"的出

---

① Bodo Rosenhahn, Reinhard Klette, and Dimitris Metaxas, *Human Motion: Understanding, Modelling, Capture, and Animation*, Netherlands: Springer Science & Business Media, 2008, p. 4.

现使我们可以说，哈维在近代医学革命中的贡献等同于伽利略在近代天文学革命中贡献，他们二者都自觉地将"可控实验和数学化思维"引入到各自的领域内。这样的引入不仅让近代天文学界开始以一种"数理"思维进行思考，同样也让近代医学领域开始以"数理"思维的方式理解和研究人体。"新的世界观"终于获得了能与之相配的"新的方法论"，正如"近代天文学"自伽利略之后发生巨大变革一样，"近代医学"自哈维之后，也真正迎来了自己的"革命"。

　　总之，无论是近代天文学革命还是近代医学革命，其真正的爆发和完成都不是一场简单的"世界观革命"，比"世界观"更为本质和重要的是其开启的新的"方法论变革"，即"方法论意义上的革命"才是真正让"这两场革命"的"新世界观"得以不断前进并最终完成"革命性转换"的力量。

　　在这个意义上，我们可以说，正是哈维在医学领域内引入的这场"方法论变革"才使得帕拉塞尔苏斯掀起的近代医学革命获得了真正的"革命性力量"。一旦这种力量得以形成，即近代医学革命的发展获得了方法论上的保证，其胜利就毫无疑问了。

第五章

近代医学革命的完成

　　帕拉塞尔苏斯的"医学世界观"加上哈维的"医学方法论"，可以说近代医学革命已经获得了其最终得以完成的全部要素。然而囿于医学自身的"特殊性"，我们看到，整整过了将近200年后即到了19世纪时，"新医学"才算真正完成。因此，有必要系统地梳理自哈维之后到新医学——现代医学的完成这一期间医学领域内发生的重大事件，这样的梳理，既有益于理解缘何近代医学革命不像近代天文学革命那样在凑足"条件"① 后迅速完成，而是又等了整整200年才最终得以完成，也有益于对本章第二节关于"医学"特殊性内容的理解。笔者认为，只有在理解以上这些内容的基础上，才能更好地展开对近代医学革命与科学和宗教关系的讨论。

---

　　① 近代天文学革命在第谷、开普勒、伽利略、牛顿接力赛一样的论证面前顺利完成，而近代医学革命显然由于其并不是完全针对"物"的科学而无法因某一重大理论的提出、证明或新的科学发现而一蹴而就，有关这一点本章第二节会进行详细的讨论，此处不再赘述。

第一节 迟来的"新范式"——现代医学

哈维的贡献虽没有立即摧毁统治多年的盖伦体系，但如上所述，哈维给医学领域注入了全新的"方法论力量"，随着当时的自然哲学家（即今天所说的科学家）地位的不断提升以及科学革命在各个领域的突破性进展，近代医学获得了前所未有的"发展环境"和"进步条件"。从事医学研究的医生或自然哲学家可以与别的领域内的自然哲学家自由地交流意见，显微镜的发明、机械论在医学领域内的盛行和医疗化学（iatro-chemistry）的重新（指自帕拉塞尔苏斯的化学理论后）兴盛等都预示着一个新的医学时代即将到来。接下来，笔者将先从重要发明——显微镜谈起。

一 显微镜与机械论

最早的显微镜诞生于 1590 年，由荷兰眼镜商人亚斯·约翰逊（Hans Janssen，或其儿子扎卡里·亚斯，Zacharias）发明，与他同时发明了显微镜的还有当时的荷兰科学家汉斯·利珀希（Hans Lippershey，1570—1619），但由于他们并没有通过显微镜获得有价值的发现，因此今天人们一般将显微镜的发明归功于利用自制显微镜获得了重大发现的荷兰人安东尼·菲利普斯·范·列文虎克（Antonie Philips van Leeuwenhoek，1632—1723）。列文虎克通过自己手工制作的显微镜，首先观察到了单细胞生物，他对这些生物进行了详细的描述并将其称为"animalcules"。不仅如此，他还通过显微镜最早观察并记录了肌纤维、细菌和微血管中的血流。通过对自己和其他两栖类、软体动物、鸟类、鱼类和哺乳动物的精子细胞的详细观察，他还获得了一个重要的发现，即精子细胞穿过卵子发生的受精现象。

虎克一生发明了至少 400 种以上的显微镜，有些甚至直到今天仍有人在使用。但由于环境及技术所限，微生物学并没有因为虎克的发现而崛起。但虎克的发明和发现，为 18、19 世纪医学中不断分科出现的微生物学、生物化学、药学等起了绝对的奠基作用。

除了显微镜的发明，"机械论"的提出及其发展极大地推动了近代医学的发展。一般来说，人们普遍把公元前 5 世纪由古希腊哲学家留基伯和德谟克利特提出的"原子论"思想①看作后期机械论思想的最早期版本。德谟克利特认为，原子和虚空都是实在，只不过原子是绝对的充实而虚空不是，因此，原子是不可再分的最小微粒，而虚空是原子运动的空间，虚空是事物可分和运动的必要条件，在旋涡运动中，不同重量的原子相互碰撞进行结合和分离，这种结合和分离依德谟克利特所见正是万物生成和灭亡的原因。

之后，伊壁鸠鲁继承和发展了德谟克利特的原子论思想，提出了原子有"大小和速度之别"的新观点。德谟克利特始终认为原子运动的动力来自一个特定的"外力"；而伊壁鸠鲁则认为正是由于原子大小和重量的不同，导致原子在做不同的下降运动，因此原子运动的动力来自原子内部而不是"外力"，且原子不光有直线运动，还有偏斜运动。

伊壁鸠鲁之后，原子论一直到培根（Francis Bacon，1561—

---

① Leucippus and Democritus, *The Atomists*：*Leucippus and Democritus*, Toronto：University of Toronto Press, 1999, pp. 157－158.

1626）之前，都没有获得质的发展，直到培根提出世界建立在最小单位——微粒的基础上，"原子论"才获得新的发展方向——"机械论"。

培根接受德谟克利特关于物质是由最小微粒组成的看法。他认为，世界是由物质组成的，物质是遵循着某种客观的运动规律而非人的意志或抽象理念变化发展的。在其重要著作《新工具》一书中，他详细描述了19种不同的运动形式，并将这些运动形式大致分为两类，一种是机械运动形式，一种是非机械运动形式。培根致力于将自然哲学的大厦建立于"经验"和"实验"的基础之上，并通过"归纳"方法找到事物的内在"规律"，可以说，培根的思想已经初步具备了"机械论"思想的早期形式。

笛卡尔对"机械论"思想进行了哲学式的追问和讨论，与亚里士多德将机械的机械规律和人工事物的自然性质做出区分不同，在笛卡尔那里，机械原则和自然原则是同一原则，所有事物都遵循机械原则。可以说，笛卡尔一个人完成了一场自亚里士多德以来的自然哲学意义上的革命。笛卡尔不像亚里士多德那样将人工物和自然物进行区分，而是认为人工物和自然物一样都遵循着机械原则，这样人和机械装置便没有什么不同，都是进行着机械运动的不同事物罢了。不仅如此，笛卡尔创造性地回答了同时代机械论者无法解释的难题，他将"灵魂"与"物体"进行区别，将对"灵魂"的研究排除在了"机械论"的研究范畴之外。笛卡尔将"数学"的推理演绎引入到了哲学之中，通过数学的方式完美地解释了自然现象的运动变化。毫无疑问，笛卡尔不仅是一个公认的"机械论哲学"家，更是为提出了"机械论"形而上学奠定基础。

在笛卡尔之后，霍布斯进一步推进了机械论的"外延"，将整个世界看作一台运转精巧的机器，生理活动、感情和欲望等都在进行着简单的机械运动，随着牛顿《自然哲学的数学原理》的问世，机械论最终走向了成熟。通过牛顿的机械论思想，我们可以得出这样的结论，即成熟的机械论相信整个自然界包括人都是机器，且遵循着机械运动的规律，所有自然物均由不可再分的微粒构成，复杂运动可被还原为简单运动，数学被用来解释事物之间的因果关联，且通过数学人类理性可以认识和理解整个自然界。

综上所述，我们可以发现，"显微镜"的发明比任何一种周详的理论更开启人类的"新"的世界观，正如伽利略的望远镜让人们看到了前所未见的宏观世界一样，虎克的显微镜也让人们见到了一个前所未见的微观世界。毫无疑问，"宏观世界"的发现大大促进了近代天文学的进步，同样地，对"微观世界"的观察和发现也极大地加速了近代医学前进的步伐。

可以说，"显微镜"下的"新世界"带来了"新的医学世界观"，而这新的医学领域内的世界观恰好回应和补充了帕拉塞尔苏斯在两个世纪前提出的"化学世界观"，更为帕拉塞尔苏斯革命性的"疾病观"提供了可被科学证实的途径。所以我们可以说，"显微镜"对于近代医学"新世界观"的确立和完成起到了不可替代的重要作用。

"机械论"的形成和确立，更是为哈维之后的近代医学提供了一种更为系统和全面的"科学方法论"，即如果说哈维让人们意识到"受控实验和数理思维"在医学中的应用是一种能够让"近代医学"脱离传统发生本质变革的力量，那么"机械论"对于近代医学的影响便是将这一力量贯彻到医学领域的每一个部分。

从上面的讨论中我们也可以看到，机械论不仅让人们能以一种全新的"方法论"来处理医学领域内的课题，其"原子论"思想更是让"机械论"体现出部分还原论思想①的特质，而这种体现则更加凸显机械论对促成近代医学革命最终完成的重要意义。

"还原论"思想从最初的德谟克利特的原子论，经卢克莱修、牛顿和道尔顿的发展一直到量子力学的引入，虽"最小微粒"一直在发生着变化，但坚信世界由不同层次的基本单元构成，且最终无法分解还原的最小实体便是世界的本原的理念却一直没有变过，而这一思想又极大地影响了近代机械论的形成和发展。从研究的范畴来讲，机械论中的还原思想更接近于本体还原论（一般分为本体还原论、表征还原论、认识还原论和方法还原论），即认为任何复杂现象都可以分解为最为基础的模块，并通过这些模块之间的相互关系来理解和认识。这种思想应用到医学领域便产生了近代医学研究层面从人到器官再到细胞、分子的变化。而也正是这一变化，最终让医学走向了分子、基因层面。可以说，机械论的发展全面、系统地完善了哈维在医学领域掀起的方法论变革，正是在这样的背景下，近代医学革命最终得以完成。

《剑桥医学史》里有这样一段话来描述近代机械论对近代医学发展的影响：

> 机械论刺激产生了新的科研项目。在意大利，马尔比基（Marcello Malpighi）率先开展了一系列著名的研究，运用显微镜对肝脏、皮肤、肺、脾脏、腺体及脑的结构进

---

① 还原论，Reductionism，又译作化约论，虽然这一词汇出现较晚，由奎因于 1951 年在其著作《经验论的两个教条》中提出，但其思想可溯源到古希腊。

行观察，许多论文发表在早期的皇家学会《哲学学报》（*Philosophical Transactions*）上。比萨的博雷利（Giovanni Borelli）和其他的物理医学派（iatrophysicists）（那些认为物理原理能解释机体运动的医生）研究了肌肉动作、腺体分泌、呼吸运动、心脏活动和神经反应。在瑞典皇后克里斯蒂娜（Christina）的资助下，博雷利到罗马工作，其间他的主要贡献是 1680 年 1 月发表的论文《动物运动》（De Motu Animalium）。他对鸟类的飞行、鱼类的游泳、肌肉收缩和呼吸机制以及一系列类似的问题均做了卓越的观察，并试图用物理学原理来解释动物机体的功能，这一尝试比他的前人都大胆得多。

为了探索是什么使机体这架机器运作，博雷利假设在肌肉中存在着一种"收缩素"，肌肉的运动由类似化学反应触发。他认为呼吸是一种纯粹的机械过程，使空气在肺中进入血流。盖吕克（Otto Von Guericke）和波义耳的气泵实验掌握——在该实验中，小动物在"稀薄的"空气中呼吸（即真空）——使博雷利坚信经氧合的血液中含有维持生命的重要元素。他认为，生命的延续有赖于空气，因为空气能作为一种"可复原粒子"的载体进入血液，并给血液以内在动力。在博雷利具有高度创新性的工作中，物理和化学一起被用来破译生命的奥秘。①

也正是在这样的"医学科学化"浪潮中，化学被全面、系统地引入医药发展之中，帕拉塞尔苏斯的理论重新被人们所

---

① ［英］罗伊·波特：《剑桥插图医学史》（修订版），张大庆主译，山东画报出版社 2007 年版，第 101 页。

认识，并迎来了其理论的"第二次发展"。人们开始化学式的理解，并分析医、药的发展和医疗对象，正如本书第三章第一节所讲述的那样，帕拉塞尔苏斯给医学注入的"化学世界观"是一场彻底的、完全不同于盖伦医学的"世界观"革命。而17世纪末医学领域内的这场"物理、化学"运动本身显示出自哈维后，"科学的方法论"正在不断地深入医学领域的方方面面。而帕拉塞尔苏斯理论的"重生"一方面预示着越来越多的人开始放弃盖伦的体液学说而寻求新的"解释"；更为重要的是，该"重生"源于帕拉塞尔苏斯本人及其理论的"特殊性"和"超越性"（详见本书第三章）。此时的人们重提帕拉塞尔苏斯及其理论意味着与以往不同（以往都是某个个体或少数人），整个医学领域内正在发生着一场主动的、自觉的且目标明确的医学革命。

如上所述，我们可以很清楚地得出这样的一个结论，即任何一个重大的发明或者是理论的提出，在医学这个"独特"的学科面前，都不能一下子打通医学所关涉的各个方面而使近代医学革命得以完成，只有医学开始主动与其他各个学科尤其是物理、化学学科互动，且其自身也不断进步整合起来时，近代医学革命才有可能在这样的发展形势中趋向于完成。

值得注意的是，我们看到，17世纪末以后的医学工作者们已经开始有意识地借助和使用科学革命在其他领域内的"成果"来推进医学的不断改革。而随着其他学科不断地被引入到医学领域内，科学革命在此时不仅催生出了众多的新兴学科，医学领域也随着科学革命带来的这种"新变化"而开始不断"分科"，这一时期的医学已经开始"科学化"，其分科是建立在各个不同的"科学学科"基础之上的。

因此，如若我们想要较好地说明"新医学"是如何在这两百年内最终确立并成为一个完善的、科学的体系，最好的方式便是以这些医学分科的不断"变化"为线索来理解和阐释18、19世纪医学的发展和进步。事实上，也只有在这样的方式下，我们才可以通过这种特殊的对比清楚地理解这样的一个事实，即当新的医学具有解释和诊疗疾病的完善体系时，亦即其替代盖伦医学体系成为主流医学之时，以基础科学为基础的现代医学即新医学诞生了，近代医学革命在此时最终完成了。

二 变革中的医学——18—20世纪医学学科进展简述

（一）解剖学

从观察发现的"成果"来看，解剖学在18世纪并不比上一个世纪突出，但从教学科目即医学教学的系统性来讲，其却获得了前所未有的进步。解剖学在这个世纪得到一些伟大的人物推动，在"器官"层面上获得了充实而又完善的发展。这些伟大的解剖学家们有门罗三代（the three Monros）、温斯格（Jakob Benignus Winslow，1669—1760）、梅克尔三代（the three generations of Meckels）、索默林（S. T. von Sommering，1755—1830）、威廉·亨特（W. Hunter，1718—1783）、约翰·亨特（J. Hunter，1728—1793）、比安希（G. B. Bianchi，1681—1761）、卡尔达尼（L. M. Galdani，1725—1813）和科图尼奥（Domenio Cotugno，1736—1822）。正是他们的努力使得解剖学作为一个学科被充分重视起来并得到发展。

而以上这些解剖学大家不仅在解剖学的研究方面成果卓著，在教学方面也很有开创性。伴随着记述解剖学、图解解剖学等教学方式的推广，解剖学在 18 世纪的受众日益广泛，这对"新医学"的形成意义重大，尤其是弗利（Froli）的莫干尼（G. B. Morgagni，1682—1771）在病理解剖学上所做的贡献，使得"病理解剖学"继解剖学之后也成为一门独立的学科。

病理解剖学的形成和发展，使得医学在 18 世纪真正找到迷失了近两千年的本质——即疾病的根源。莫干尼在病理解剖学上的"发展病理学"不论是在现象上还是在研究方法上都变得不再孤立而是更加系统化、逻辑化，这又为之后贝利（Matthew Baillie，1761—1823）的工作奠定了基础，使得贝利终于将病理学学科化，从而为"新医学"的不断完善奠定了更加坚实的基础。

到了 19 世纪，解剖学开始朝着更加科学系统化、微观化的层面发展。[①] 这主要表现在两个方面，一方面在这一世纪解剖学的生物单位从器官层面转移到了组织层面［比沙（M. F. X. Bichat），1771—1802，为此做出了主要贡献］；另一方面，是随着显微镜技术的不断升级和细胞学说的提出和发展，解剖学开始朝着"微观"即细胞层面的方向进展。解剖学在 19 世纪的发展可以说已经非常充分，因此到了 20 世纪，解剖学的进步主要体现在局部解剖学的发展（得益于显微镜技术和细胞学说的进一步发展）、断层解剖学的发展（得益于 X 光机、MRI 磁共振断层成像等技术的发展）和活体解剖学的发展（得益于透视和影像技术的发展）方面。

（二）外科学

在解剖学不断发展的基础上，外科学的地位也终于在 18

[①] Henry Gray, *Anatomy of the Human Body*, Pennsylvania: Lea & Febiger, 1985, p. 4.

世纪获得大幅提升，开始与内科并驾齐驱。特别是法国，外科学的兴盛发展使得其在欧洲一直处于领先地位。法国著名的外科医生佩洛尼（F. G. de la Peyronie，1678—1747）在外科学上的卓越成就更是使得外科医生最终与理发师有了明确的区分，极大地促进了外科学作为一门独立学科的发展。他还参与创立了当时的皇家外科学会（1731），这一组织的形成有效地提升了当时外科医生的社会地位和知名度。如当时有创立了第一家外科诊所，且在外科器械和手术方面有无数的重大发明，也是18世纪最伟大的外科医生珀蒂（J. L. Petit，1674—1760），创立了泌尿外科和足截断术的知名外科医生肖帕尔（F. R. Choppa，1743—1795）等，他们虽然来自不同的地区（欧洲和美国），但都致力于外科学的发展。也正是因为他们的贡献，外科学作为一门学科在18世纪被确立了下来并得到了空前的发展。

19世纪发生在外科学领域最大的事件便是麻醉问题的解决。在没有好的麻醉剂和无菌技术之前，19世纪的外科学发展的主要特点是可以短时间内进行更多的大型手术，而当麻醉剂和无菌操作逐渐普及之后，19世纪的外科学便同其他医学分支学科一样，开始了不断细化和专业化的进程，外科行业开始与其他医学行业一样获得尊重。

到19世纪中后期，人们在选择治疗方式之时甚至更倾向于选择外科医生，外科手术不再像以前一样需要迅速进行而是开始变得从容有序而且安全。也正因为这样，外科学在19世纪开始变得细化、专业化，彻底与理发师划清了界限。到了20世纪，外科学的发展已经同其他医学学科一样主要依赖科学的进步和与其他学科的协同合作。外科学在20世纪的发展已经使得其一方面能够对其他学科的前沿成果兼容并济；另一方面已与生理学、生物化学、病理学、内科学和诊断学五个学科并列成为医学最重要的六大学科之一，此时限制 20 世纪外科学发展的已经不再是不受重视或条件、技术的落后，而是其高度发展引发的日益加深的"专科化"程度问题。

（三）生理学

18 世纪生理学的发展可以说主要归功于以下三个人，他们是哈勒（Albrecht von Haller，1708—1777）、雷奥米尔（R. de Reaumur，1683—1757）和扎洛·斯帕兰扎尼（Lazzaro Spallanzani，1729—1799）。哈勒收集并整理了生理学中有意义的观察结果，并将当时的各种学说融会贯通，从而提出了自己全面、系统的生理学理论，为生理学的发展奠定了科学基础。雷奥米尔极大地推进了 18 世纪消化生理学的进步，在他的努力下，胃的消化机制被大家理解和接受。扎洛·斯帕兰扎尼的贡献在于奠定了生理学在 18 世纪之后发展的方向，他在生殖生理学、循环生理学、消化生理学和呼吸生理学方面都有重大的突破性的发现，也正是这些重大贡献指引着接下来生理学的发展。值得一提的是，在 18 世纪生理学的发展中，绝大部分的生理学家已经开始主动地使用其他科学学科的方法辅助研究，如上文面提到的呼吸生理学的发展就极大地借助了当时化学科学的成果，这对此后的生理学发展具有不可估量的示范和启发作用。

19 世纪可以说是科学时代以来生理学发展最为关键的时期。① 在这一世纪，生理学开始彻底抛弃传统的思辨而进入到以基础科学为支点、全面科学化的时代。也正是因为这样，19

---

① William Coleman，*Biology in the Nineteenth Century：Problems of Form，Function and Transformation*，Cambridge：Cambridge University Press，1971，p. 63.

世纪的生理学在短短一个世纪内超越了其在以往全部历史时期发展的总和。依靠其他科学学科不断涌现的新成果和新技术，生理学的发展可以说是"遍地开花"，其固有的分支得到了加强和细化，且在这一基础上不断有新的生理学分支被确立下来。可以说这一世纪的生理学对机体功能的研究已经日臻完善，到了 20 世纪，可以说生理学除了因科学不断新增的"发现"而不断进步完善之外，其发展特点主要表现在量上，而不是质的变革了。

（四）治疗学

直到 18 世纪中期，主流医学仍坚持希波克拉底的自然治愈原则，寄希望于患者身体的自愈能力，强调不干预的治疗原则。18 世纪末 19 世纪初开始，随着生理学和生物化学以及实验医学的巨大进步，一些赞成干预疾病，进行积极治疗的学派开始掌握医学的话语权，并逐渐成为治疗学方面的主流。从今天来看，虽然治疗学仍未和其他医学学科一样在"科学"的世界观和方法论的指导下发展，但至少从 19 世纪开始，治疗学已开始其"科学化"的历程，并朝着依赖生理、病理、外科、药学等医学学科进行主动干预的方向发展。到了今天，可以说治疗学的主流已经稳固地建立在了科学发展之上，虽因"医学的特殊性"仍不像其他学科那样全面科学化，但至少其已经成了人们患有疾病时的首选。

（五）临床医学

18 世纪的临床医学开始逐渐脱离毫无意义的哲学式的讨论和经典教科书而朝着基于实际的器官检查发展，尤其是莫干尼在病理学上的贡献，使得临床医学也开始同当时其他的医学学科一样积极地借助其他相关学科尤其是生理学、诊断学和外科学的帮助，走向全面理解和治疗疾病的新局面。

（六）公共卫生学

直到 18 世纪初期，公共卫生学的知识仍未成体系，但反复暴发的流行病使得人们极其关注这方面知识的发展。进入 18 世纪后半期，随着经济的发展、政治体制的变化，平民的健康问题成为国家关注的对象，公共卫生学逐渐开始独立并形成一门专业化的学科。但由于当时的医学发展尚不成熟，18 世纪的公共卫生学主要还停留在对各种突发的流行病事件及医疗事件、医院状况的详细统计和记录上。虽然在这一世纪并没有诞生 19 世纪那样完善的卫生法案，但毫无疑问，18 世纪积累的卫生学知识为 19 世纪公共卫生学的发展奠定了基础。19 世纪初的几次重大的流行病事件，使世界各个国家开始吸取教训，并制定出台了相应的卫生法规以控制流行性疾病的蔓延。在这一时期，公共卫生的意识从个人走向了集体、国家乃至世界，即"卫生"的概念不再局限在"个体"上，而是变成了一个越来越大的"集体"概念。到了 20 世纪，公共卫生学的主要进展体现在大众的参与度不断提高，公共卫生知识在广大群众中的普及程度不断提高，卫生条件随着经济增长和政治关注不断得到改善以及卫生法规不断细化和完善。[①] 在 20 世纪公共卫生学的发展过程中，战胜疾病不再仅是医生的责任，它成了整个社会的责任，每一个人都有义务和责任参与公共卫生，加入到战胜疾病的队伍中来。

总的来说，如前所述，从 18 世纪到 20 世纪，医学领域内的重大进展层出不穷，医学随着时间的推移不断细分，比较重

---

① Sheldon J. Watts, *Epidemics and History：Disease, Power and Imperialism*, New Haven, CT：Yale University Press, 1999, p. 2.

要的医学学科有生物学、生物化学、微生物学、内科学、产科学、妇科学、眼科学、儿科学、耳鼻喉科学、性病学、皮肤病学、检验学、护理学、药学、口腔学、法医学、影像学、预防医学、输血学、神经病学、精神病学以及医学史等。虽然这些新生的医学学科主攻的方向不同，但是它们有着共同的基础和发展趋势——都是依赖科学的不断进步和其他学科的前沿成果，都是朝着不断专业化和跨学科合作的方向发展。因此，笔者既很难认可那种将某一学科的进步如基因学、外科学、生理学的进步算作近代医学革命完成的方式，也很难同意将医学领域中如青霉素的发现、显微镜的发明看作近代医学革命完成的标志。笔者认为近代医学革命的完成得益于对整个科学革命的重要成果的吸收和借鉴，尤其是在物理学、化学方面。18—20世纪各个细化的医学分科在各自的领域内前进且有机互补并逐渐趋向于一个跨学科的稳定的动态发展体系，这才算近代医学革命最终完成。换言之，自科学的方法论即可控实验和数理思维进入医学之后，医学便开始大踏步前进。随着各个医学学科在以科学为基础的发展浪潮中不断涌现并形成一个相互依赖的发展模式之时，我们才可以说，一个全新的医学体系诞生了，近代医学革命最终完成了。

第二节 "医学"的特殊性

自科学的合理性思维方式和方法论进入医学领域之后，医学在各个领域内体现出来的科学性可以说是毋庸置疑的。然而，我们也会发现，直到今天，在不同的地区、不同的文化里仍可见一些非当今科学能够充分解释的医疗理念和方式，如有传统的"中医""印度医学""先知医学"（伊斯兰医学），也有世界各地新兴起来的深受某些特定群体信任的各路"养生医学"。可以看到，由于医学所面对的研究对象是"人"而非其他科学学科那样普遍是"物"，因此擅长寻找和解释"物"的规律的科学在面对"人"的医学面前总是显得力不从心，无法掌控全局。即便人们由于科学的众多重大进展在医疗方面已经尝到了如此之多的"甜头"，科学也始终无法一统"医学"的江湖，让"医学"变得和"物理""化学"等其他科学学科那样彻底地臣服在自己的统治之下。本节将医学的"人性"作为重点展开论述，着重强调医学相对于其他学科的"特殊之处"。了解医学的特殊性，不仅对理解近代医学革命缘何有着这样特殊的发展历程有重大裨益，同时也能更好地理解研究近代医学革命对科学革命乃至今天科学如何良性发展的重要意义。

一　科学医学的"狭隘性"

有关科学的"狭隘性"讨论，笔者相信自盲目崇拜"科学"即"科学万能论"的时代过去之后，随着无所不能的"科学"在发展中给人类带来的"环境和核威胁"等方面的棘手问题，对"科学"发展的弊病展开的研究已经非常广泛和全面了。本书由于篇幅问题，不在此过多赘述科学自身的狭隘性问题，仅探讨科学在医学领域内因其自身的特点给医学带来的相应的"狭隘性"问题。

我们知道，科学追求的是一种"数学"上的确证，因此当医学科学化之后，作为被研究的对象"人"就失去了其作为一个人所应有的一切社会关系。即在当今的科学医学"眼里"，只有那个引发身体不适的错误——"疾病"，而没有具体的某个"人"。"新医学"的极度分科化导致其更多地追寻那个科学上所谓的真正的病灶，而不关心这个病灶产生的原因。当然很多科学医学的工作者可能会说，关于疾病成因的追寻太过复杂，花大量的心思在这个上面不如"拉一刀"来得"痛快"。

然而面对着冷冰冰的手术刀和各种仪器，很显然，绝大部分的"病人"并不因"疾病"的消失而获得多少的愉悦。相反，他们发现自己在就医之时根本不明白医生嘴里的"专业术语"，且事实上他们在医院里的遭遇可以用"任人宰割"来形容时，人们开始意识到，"新医学"在不断的发展过程中，其严谨性或精确性拉大了人们与医学或医生之间的距离，①"医学"变得和其他科学学科一样存在着"高"的"知识壁垒"，一个传统上一直以人的"健康和长寿"为目的的学科开始像其他学科一样将"自身"的科学发展放在首位，"为人服务"的目的事实上已经沦为其自身科学发展可有可无的"副产品"之一。即同大多数人看到的那样，"科学"已经"自主"地开始发展，人已经逐渐成为帮助其发展的奴隶，这一点不仅在科学的其他学科的发展上有所体现，在医学上也不例外。

然而科学毕竟还不等同于真理，尤其是在面对"人"的时候。由于众多医学科学无法较好解决的问题存在以及人们出于对自身健康的关注等原因，人们开始逐渐寻求更"人性化""服务于人"的"医学发展之路"，因为相比环境和核威胁等问题，"医学科学化"给人类带来的危机感更能促使全人类开

---

① Diana Barbara Dutton, *Worse than the Disease: Pitfalls of Medical Progress*, New York: Cambridge University Press, 1992, p. 237.

始反思"科学"发展的方向和目的问题，这不仅是关于"医学"学科特殊性的问题，更是关于如何反思"科学"发展的问题。

二　"人文性"疾病

由于医学的主要研究对象是人，而人不仅有着作为"物"的属性，还有着其特有的"社会"属性，因此"作为社会关系总和"的人不仅仅会因其"动物性"而患上疾病，还会"患"作为人区别于动物而特有的"人文性"疾病。

不同的文化、宗教、地域或者不同的理念、观点，都会导致个人和群体患上特定的"疾病"，如崇尚烟、酒的文化会导致该文化下的人群呼吸道感染和气管炎等相关疾病高发。这些情况表明医学所面对的研究对象——人不仅仅具有"理性"，还有着"非理性或感性"，且这样的"人"在"自由意志"的基础上又相互组成了更为复杂和庞大的社会群体，并建立起了不同的人文景观。显然，"人"是包含着科学、宗教、艺术、人文乃至个人独一无二的"心理"等多个层次、多个维度的集合体，[1] 当这样的"人"出现某种"疾病"时，是绝不可能仅仅通过"科学"这一个维度就能够将问题全然化解而"药到病除"的。

因此，有关"人文性"的疾病研究总是能很好地提醒人们"医学"的发展光有"科学性"是不够的，如果"医学"是为人的"身、心"健康服务，那么医学就必须关注到人所

---

[1]　James John Garth Wilkinson, *On Human Science, Good and Evil, and Its Works: And on Divine Revelation and Its Works and Sciences*, New York: Lippincott, 1876, p. 54.

特有的"人文"的一面，这不仅是现代医学科学面临的重大挑战之一，也是现代科学能否良性发展必须要面对的问题。也正因为这样，对"近代医学"相关问题的研究和考察毫无疑问地会对当代科学发展产生积极的影响，在"科学"与"人文"必须彼此关照、和谐发展的"医学领域"内的科学，必然是关心"人"、服务"人"、以"人"为本的科学，故笔者相信，对近代医学革命的考察和追问，既能让我们更深刻地反思当今科学发展的"合法性"问题，也必然对当今科学的发展有着"方向和目的"上的导引作用。

三 "矛盾"的礼物

当今医学在战胜疾病，给人类带来更长寿命、更健康的身体方面已经颇具成效，然而就人们对"医学"这种巨大进展的满意度来看，似乎高发展并不同时伴随着"高满意"，由"长寿"带来的退行性疾病或因"过度医疗"给人带来的创伤都无法让人对医学的这种"进步"感到全然满意。当然，我们在这里并非全面否定科学对医学发展所做的贡献，像很多对科学无知的人那样，试图将医学带入到一种"非理性"的发展模式之中，而是希望医学给人们带来的这份"礼物"不仅仅包含着冷冰冰的技术进步，而是且像当代逐渐兴起的"非正统"医学——"补充医学"（一般指如中医学、针灸、正骨术、推背疗法、瑜伽、顺势疗法等）那样，真正关心人们的治疗感受和生活质量。

故笔者希望，在未来的医学中，正统医学和补充医学能够取长补短，共同发挥其优势为人类的健康而携手努力，因为"人们对科学和科学医学的怀疑日益增加，以及医生也越来多地将注意力集中在诊疗技术方面，从而驱使发达国家的许多病人去寻找他们认为是更自然的治疗方法。现代医生因他们的先进技术仪器和他们的科学干预而感到自豪，而不愿意把自己看作一个治疗者。然而，治疗者——即不仅仅是提供技术解决生物学问题的医生——显然才是人们想要的。"①

也即医学科学这样的盲目发展恰好可以让人们意识到，他们需要的是一个为自己服务让自己满意的"医学"，而不是一个"眼"里只有疾病而没有"人"的"医学"。当然，也正是这样对待医学科学发展的"矛盾心理"不断地提醒着每一个人，科学的进步并不等同于人可以获得更多"此岸的幸福"。由于医学与人们生活的息息相关性，这种对"医学科学"的不满对"科学"的影响，在普及速度、范围和引起的重视方面，比任何其他学科都更快、更大和更强。

总之，医学的科学性虽然使全球任何一个角落针对同一医学问题时都能使用相同的治疗工具和相同的治疗手段，然而，如果医学仅停留于此，即如果医学将自己的发展局限在了科学之内，一味地追求所谓的正统性的话，那么很多"科学"的问题将必然成为"医学"的问题，而这应该是所有人都不愿意看到的结局。事实上本书对近代医学革命的研究初衷便是渴望找到医学区别于科学的"人"之特性，寄希望于在近代医学的发展中重新解读和认识"科学的发展历程"，并在"医学"中寻找"科学"的未来。因为笔者认为，只有"医学"能支撑得起那座沟通"科学"与"人文"的桥梁，因为正如本书绪论里所讲述的那样，只有医学能够时时刻刻地提醒着我

---

① ［英］罗伊·波特：《剑桥插图医学史》（修订版），张大庆主译，山东画报出版社 2007 年版，第 241 页。

们"文艺复兴"的目的是什么。

小结　迟到的"完成"

正如前面所讨论的那样，自帕拉塞尔苏斯和哈维分别在"世界观"和"方法论"上给"近代医学"注入革命性的力量之后，可以说在 17 世纪末，近代医学获得了其变革所需的全部要素。然而鉴于"医学"这门学科的特殊性，近代医学革命并未像其他科学那样随着近代科学革命的"完成"而完成，甚至可以说主流的或"正统医学"是到了 20 世纪才最终确立定型的。即在"显微镜"等重大发明、"机械论""还原论"和"细胞学说"等重大理论的影响下，从 18 世纪开始，医学开始"细分"，并在数十个不同的研究方向上确立起了相应的、独立的学科范式时，"正统医学"才最终确立定型。可以说，此时的"医学"已经懂得大量吸收和借鉴近代科学革命尤其是物理、化学等学科的宝贵成果。

当医学领域内的各个学科在各自的进步中开始有机地组织起来并形成一个协同互动、发展的有机体之时，我们可以说，新的医学体系已经替代盖伦医学体系，以基础科学为基础发展起来的现代医学即新医学诞生了，近代医学革命在此时最终完成了。

然而正如科学开始越来越被人们反感和警惕一样，"正统医学"的到来也并未让所有人满意，尤其是医学作为一门以人为研究对象也以人为目的的学科，显然与其他学科有着明显的区别。故直到今天，所谓的正统医学都无法通过科学一统"医学"江湖。

笔者认为，正是医学本身的这种特殊性，使我们不仅能够更好地理解近代医学革命缘何有着这样特殊的发展历程，同时也有利于理解本书的核心主旨，即近代医学革命对科学革命乃至今天科学的良性发展有着重要启发和指导性意义。而只有在这样的前提下，才有可能更好地展开对近代医学革命与科学、宗教关系的讨论。

第六章

近代医学革命与近代科学之兴起

在前面的章节中，笔者已分别对文艺复兴爆发的原因和目的、何为近代医学革命、近代科学革命的定义与意义以及医学的特殊性问题做了详细阐述，至此本书的重点论述部分已经结束。笔者认为，讨论近代医学革命与科学革命、基督教、伊斯兰教的关系能够帮助我们更好地厘清近代医学革命在近代历史中，尤其是在科学史中的地位问题，以及其如何对当今科学发展产生独一无二的指导意义。故虽然前面各个章节均有对近代医学革命与科学革命、宗教的关系的论述，但仍有必要对它们之间的关系进行一番单独的讨论，以此来更好地理解和把握本书的主旨——近代医学革命研究的意义。

第一节　近代医学革命与科学革命的关系

就概念、机构和专业结构而言，1900 年时的医学与差不多一个世纪后我们现在的医学相比要更加贴近于 1790年时的医学。换句话说，现代医学，我简称之为"我们的医学"，是 19 世纪社会的产物。这并不是要否定 20 世纪所发生的巨大变化；相反，这是要表明现代医学是建立在第一次世界大战之前就已牢固奠定的基础之上的……还有一点需要指明的是，将科学知识变成有效的治疗或预防手段从来都不是简单、一蹴而就或一概而论的。相反，只有在其创造、应用和传播中，知识（套用这个目下很流行的词汇）才得到承认。①

近代医学的发展自一开始就与科学的发展有着密不可分的联系，从二者的发展历程中我们可以看到它们彼此促进的身影。近代医学的发展离不开科学对其的不断"加持"，这种"加持"由外在启发逐渐变成内在动力。随着科学时代的到来，在医学领域内科学的地位更是超越了"疗效"成了判断医生水平乃至医学发展的重要参考指标。"我认为1900年时的医学根本上是现代的……到19世纪末时，尽管不是全部，但大多数医生都乐意承认自己受到韦尔奇和奥斯勒、李斯特和弗休、巴斯德和科赫的影响。甚至那些既没时间也不爱好听取医学内科学论断的从医人员也从科学给予他们的集体地位及信誉中获得了莫大的益处。"② 这种情况随着现代医学的发展日益明显，直到科学的发展给人们乃至生态环境带来一系列重大的"负面"效应时，人们才开始深刻地反思科学的发展，医学与科学的关系也重新被人们所重视，而这也正是笔者在本书中欲重点讨论的问题之一。

----

① ［英］威廉·F.拜纳姆：《19世纪医学科学史》，曹珍芬译，复旦大学出版社2000年版，第1页。

② ［英］威廉·F.拜纳姆：《19世纪医学科学史》，曹珍芬译，复旦大学出版社2000年版，第2页。

一 "前者"是"后者"的序曲

从前面的论述中可以知道，近代医学革命的创始人是 15 世纪的帕拉塞尔苏斯，医学革命的爆发时间较早于"近代科学革命"。著名的医学史专家威廉·科伯尔尼（William Cockburn）曾著作《关于对弗兰德物理史的回应》的扉页中对这一时期的医学革命有着这样的评述：

> 15 世纪的帕拉塞尔苏斯以独特的"化学世界观"谱写了近代医学革命的序曲，作为医学界的"革新者"，他是有史以来最为著名的人物，科伯尔尼认为，帕拉塞尔苏斯引入的用化学医学治疗疾病的方法，完全推翻了希波克拉底和盖伦的体系，在论文中他反复强调帕拉塞尔苏斯在医学中发动了一场属于最伟大之列的革命，这句话不仅意味着在他认为"革命"（revolution）一词已经有了其新的含义即意味着推翻了一种历时已久的医学思想体系和医疗体系，并用一种全新的截然不同的体系取代了它，而且还意味着在科伯尔尼那里，医学中还有一些别的"伟大的革命"。在论文的结论部分，科伯尔尼认为帕拉塞尔苏斯的医学革命并非是昙花一现的，相反，这场革命作为一个"相当重要的历史时期"延续了下来，或者说，在革命中大获全胜的新医学延续了下来。①

按照荷兰科学史学家科恩对科学革命的研究结果来看，通

---

① ［美］I. 伯纳德·科恩；《科学中的革命》（新译本），鲁旭东、赵培杰译，商务印书馆 2017 年版，第 755 页。

常被视为科学革命最早的主要人物哥白尼，其学说应该不能再算作科学革命的开始，而应该被视为早期科学的一种主要力量。即"我们将从学术文献中选取一些思考，它们都倾向于认为，科学革命也许并非始于 1543 年哥白尼的《天球运行论》，而是始于 1600 年前后伽利略和开普勒等人的工作，这些人之所以做这些工作，一个关键原因是哥白尼对数理天文学的变革似乎导致了各种意外的后果"①。

笔者认为，科恩这种关于科学革命的描述事实上应该是一种比较中肯的评价，因为正如我们在绪论部分中所讲述的那样，不管我们是"断裂"地理解科学革命，还是"连续"地理解科学革命，有一点应该是必须先肯定下来的，即"如果伽利略出场前后的'力学状态'及其成就不够称为一种相对意义上的革命的话，那么我们可以有把握地断言，整个历史上从未发生过革命"②。

然而事实上，无论我们是否将哥白尼的学说看作科学革命的开始，在本书第四章"近代医学革命的爆发"有关帕拉塞尔苏斯和维萨留斯的论述部分我们可以清楚地知道，不管是发起"全面医学革命"的近代医学"医学世界观"缔造者帕拉塞尔苏斯，还是在解剖学上呼吁倡导真正"求真务实"的盖伦精神的维萨留斯，由他们掀起的近代医学领域内的"改革"毫无疑问是"先于"近代科学革命的，且这种"先于"主要体现在以下两个方面：

首先，在进入到以宗教发展为主的漫长的中世纪之后，无

① ［荷］H. 弗洛里斯·科恩：《科学革命的编史学研究》，张卜天译，湖南科学技术出版社 2012 年版，第 349 页。

② ［荷］H. 弗洛里斯·科恩：《科学革命的编史学研究》，张卜天译，湖南科学技术出版社 2012 年版，第 196 页。

论是持"黑暗"中世纪的观点，还是认为在"中世纪"哲学与科学也有较大进展，绝大部分的人们认可在中世纪"哲学"和"科学"的发展受到了不同程度的轻视和阻碍，而这一情况在医学领域却产生了例外。由于医学是为了战胜疾病，给人以健康，故这种"属人的特性"无论是信仰者（基督教或伊斯兰教等）还是世俗人士都无法拒斥，因为显然所有人在"疾病"面前都是平等的，正如在本书第二章"近代医学革命爆发的前夜"所描述的，中世纪在基督教和伊斯兰教统治之下的医学，本质上只要将治愈的能力和结果归于信仰，医学的发展不但不受限制，反而获得了充分的鼓励和支持。

因此，到了文艺复兴时期，当其他学科尤其是深受宗教管控的哲学与科学开始强调去"神性"恢复"人性"而开始"一场场革命"之时，细心的人们会发现，医学根本不需要像其他学科那样辛苦地去除"神性"，它最早成了人们拿来与保守宗教抗争的工具，同时它也是文艺复兴时期最为活跃的"反抗力量"。究其原因是其从未像其他学科那样沦为宗教的"婢女"，其战胜疾病、还人健康的目的使其自诞生以来始终没有脱离以人为对象的存在方式，因此，当文艺复兴时期的人们开始将注意力从"彼岸世界"转移到"此岸世界"之时，"医学"最早地承担了建设一个让人们满意的"此岸世界"的责任。

其次，进入文艺复兴之后，如前所述，医学的特殊性体现在其超越宗教、民族和政治的"世界性"。因此，东西方文化在文艺复兴时期的剧烈碰撞，医学成为当时这种"交流"最为受益的学科，来自不同文化和地区的"各种各样"的"医学"开始在一种称为"有效性"的检验原则下供人们选择。医学获得的这种"自由"使得其在医学教育方面成为最早可以"百家争鸣"但目的或检验标准却是唯一（都以能更好地解释疾病、战胜疾病、带来健康为目的）的学科。换言之，医学的这种"特殊性"使得其不仅可以最早以一种"实证科学式"的模式发展，而且使医学领域的发展和"医学革命"不需要依赖"近代科学革命"的成果。因此无论是黑暗的中世纪，还是文艺复兴时期、近代科学革命时期或是未来，因其"属人"的目的，医学不受任何因素影响总是可以"先"发展的特性是不可能消亡的。

因此，正如本书在第三章论述帕拉塞尔苏斯、维萨留斯和哈维在医学方面的贡献时指出，虽然只有哈维的贡献最符合"革命缔造者"这一称谓，然而事实上以他们三人为代表，整个15—17世纪的医学发展不仅为科学革命谱写了序曲，同时也为科学革命的发展"添砖加瓦"。因为正是帕拉塞尔苏斯使得医学不仅拥有了"新世界观"，也让传统的炼金术不再一味地停留在简单的"金属的贵贱转换上"，而是有了新的目标——寻找有效的治疗疾病的药物，帮助人类战胜疾病，让人类更加健康、长寿。正是维萨留斯让人们开始以一种真实的"盖伦精神"去研究人体，并用这样的精神去发现并纠正前人的错误，可以说，虽然维萨留斯本人倾向于"保守"，但他给近代医学注入的"求真"精神和"纠错态度"，不仅在医学解剖学领域内掀起一场革命，更在所有研究者的"研究态度"上掀起了一场"革命"。而哈维的贡献用伯纳德·科恩的这一段话概括在笔者看来再恰当不过：

> 把哈维的工作与伽利略的工作加以对照和比较，也许能给人以启示。哈维创造了一个有唯一中心（心脏）的单循环系统，从而取代了盖伦的复合系统。这是一项类似

于哥白尼，尤其是开普勒创造的单一的宇宙系统的成就，单一的宇宙系统取代了托勒密的《天文学大成》中由几个独立的系统组合而成的系统。类似的情况还有，哈维证明了盖伦学说的谬误，从而使该学说受到了毁灭性的打击，而伽利略则证明，托勒密的金星体系与实际情况不符，这二位的证明也许可以说是异曲同工。不过，这里有一个根本的区别，尽管伽利略说明，金星肯定是在围绕太阳的轨道上运动，而不是在一个其中心围绕地球运动的本轮上运行，但他的结论是模糊的。新的资料不仅适用于哥白尼体系，而且适用于第谷体系甚至还适用于后来的詹巴蒂斯塔·里乔利（Giambattista Riccioli）① 所发明的宇宙系统。而哈维的论证以及他所做的实验、观察和定量推理，不仅证明了盖伦学说的谬误，而且同时不容置疑地证明了一种新的科学思想——血液循环。这就是为什么我们可以毫不含糊地说在科学中曾有过一场哈维革命的理由。②

二 "后者"的完成促进了"前者"的完成

从本书的第五章"近代医学革命的完成"中，我们知道，近代医学革命是在 18—20 世纪随着医学领域内不断出现的新的"分科"和医学不断学习及借鉴科学革命新的成果过程中

---

① 詹巴蒂斯塔·里乔利（1598—1671），意大利天文学家，其代表作《新天文学大成》（*Almagestum Novum*）是当时的一部天文学百科全书式的著作。引自［美］I. 伯纳德·科恩《科学中的革命》（新译本），鲁旭东、赵培杰译，商务印书馆 2017 年版，第 289 页。

② ［美］I. 伯纳德·科恩：《科学中的革命》（新译本），鲁旭东、赵培杰译，商务印书馆 2017 年版，第 288 页。

完成的。在上一章第二节"'医学'的特殊性"中我们对此也再次强调过，即由于医学的"人性"，使得其无论如何都不可能像其他学科在科学时代这样的大背景下成为类似物理、化学那样的学科，即以数学为基础并通过"受控实验"而发现规律取得进步。因为与其他学科不同，作为医学研究对象的"人"同时也是（甚至更重要）医学的"服务对象"，因此医学的发展不可能像其他学科那样单纯地只考虑"发展"，或者说，目的就是"发展"。医学之所以存在的原因就是"战胜疾病，给人带来健康和长寿"，故而科学的力量始终无法"一统"医学的全部思想。正如本书在"'医学'的特殊性"里所讲的那样，不同信仰、政治、文化和地域的人们，在"疾病"面前都是没有区别的，医学的这种绝对"世俗性"使得其诞生以来就"一心一意"只为"人"服务，因此从未做过任何其他"思想"的"婢女"，中世纪不会，科学时代也不会。

所以我们说，无论是帕拉塞尔苏斯还是哈维，他们给予近代医学发展的是"科学的世界观和科学的方法论"，但由于医学的"特殊性"，近代医学革命是不可能像近代天文学革命那样可以很快地在牛顿那里"完结"。正如本书在绪论里提到的那样，库恩在讲到科学革命时都不敢轻易使用医学中的情况作为说明的案例，就是因为医学涉及的领域和方向太多太杂。因此同样地，一场"医学革命"的完成也不可能像其他学科那样一蹴而就，而是必须像上面所说的那样，只有医学的各个领域在细化分科发展中不断借鉴科学革命的最新成果，医学在解释疾病、战胜疾病方面形成一个完善的体系替代"传统的盖伦医学体系"之时，医学革命才可能真正完成，因为科学革命的完成既是医学革命完成的前提，同时也促进了医学革命的完成。

今天的医学，或者说近代医学革命完成之后的医学已经摒弃了以往的"单纯局部的病理学观念"，开始积极倡导"整体病理学"。这种整体的病理学认为任何一个外来的"刺激"都会对人的整个机体产生影响，致病因素无论多么小多么局限，由其造成的"疾病"却是"整体"的，必须"整体"地考虑。即在"新医学"下，人们普遍达成的共识是：疾病产生的主要原因以及保护机体战胜疾病的主要机制应该在一种系统的整体的医学观念指导下去寻找和发现。

显然，这样的一种"医学观念"必须吸收和积累诸多来自其他学科的宝贵知识和经验，这些学科不仅涉及科学的，还涉及文化、政治、宗教等相关的学科。由于"科学"给人类带来的种种挑战，人类从未像今天这样要求医生兼具"科学技术（科学家）"和"政治（人民公仆）"①的双重素质。也正因此，我们说科学革命促进了近代医学革命的完成，而不是科学革命完成了，近代医学革命便像其他学科一样一道得以完成。

无论是在理论层面还是在实践层面，我们都可以很容易地找到其他领域内的重要成就在现代医学体系中的应用，如物理学中的光学显微镜、X 射线、B 超、磁共振断层成像技术（MRI）和正电子发射断层成像技术（PET）等影像技术在医学影像学中的应用，②化学制药的兴起，数学统计和计算在预防医学、流行病学和公共卫生中发挥的重要作用等都足以表明没有科学革命的重要帮助，现代医学的"科学部分"绝不可

---

① ［意］阿尔图罗·卡斯蒂廖尼：《医学史》，程之范等译，译林出版社2014 年版，第 1266 页。

② Bettyann Kevles, *Naked to the Bone*：*Medical Imaging in the Twentieth Century*, New Brunswick, N. J.：Rutgers University Press, 1997, p. 59.

能顺利地实现体系化。

同时，现代医学之所以如此"复杂"还能最终形成一个完善的体系，是因为其已在发展过程中逐渐成为一种"社会科学"，这种"社会科学"的特性不仅体现在其理解"疾病"方面从过去受"还原论"的影响，从更多关注"局部"开始走向更多关注"有机的整体"，还体现在其对自己"非科学"部分的理解和重视上，越来越多的医学工作者开始在一种"大数据"思维下去理解疾病、战胜疾病，期望实现让人更加健康、长寿的终极目的。他们不仅要懂得科学，还要懂得"人文"，他们不仅是健康的守护者，更是幸福的守护者。

> 未来社会的医生将追求昔时古典作家所创立和历史所形成的同样的基本目标。医生将永远是病人的巫术家，从他那里可期望得到奇迹；医生将永远是病人的牧师，病人可向他忏悔罪恶和倾吐私密；医生将永远是病人、非病人、个人、家庭和社会的朋友和顾问；尤其是源于他的知识、源于他乐于施善、源于他对自己技术的信心，他将永远是一个判断家和救治的专家。[①]

综上所述，近代医学革命以一门既包含科学知识也包含人文知识，既关心"疾病"也关心"人"的"新医学"的诞生而宣告完成。在其"科学属性"部分，其作为一门医学科学在"完成"过程中必然大量地吸收和借鉴了其他学科的重要成果，这一点尤其体现在基于其他学科而建立起来的医学分支

---

① ［意］阿尔图罗·卡斯蒂廖尼：《医学史》，程之范等译，译林出版社2014年版，第1270页。

学科上。因此，我们可以说，近代医学革命虽早于近代科学革命，然而由于其学科的特殊性和复杂性，其完成不仅晚于近代科学革命，甚至可以说，若没有科学革命的完成和对其的促进，近代医学革命能否最终完成也将是未知数。

三 "迟到的早行者"

本章上述两节详细论述了近代医学革命与科学革命之间的关系，虽然医学像库恩"抱怨"的那样，是一门综合性的学科。然而就医学的科学性来讲，从文艺复兴后期帕拉塞尔苏斯的"医药化学"和"化学世界观"等颠覆性思想的提出开始，可以说，一场轰轰烈烈的近代医学革命便已经拉开了序幕。而反观科学革命，越来越多的文献和科学史家的研究表明，科学革命严格意义上应该始于 17 世纪的伽利略而非 16 世纪的哥白尼，因为有足够的证据表明，哥白尼最大的贡献在于其研究引发的问题和讨论促使了后期科学革命的爆发，但其本人事实上是一个地地道道的"托勒密主义者"。当然，即便我们将哥白尼算作科学革命的"开端"，帕拉塞尔苏斯在医学上的"世界观革命"也早于其数十年，故我们可以肯定地说，近代医学革命是近代科学革命的序曲。

我们知道，近代医学革命的完成必须以一种可以替代传统盖伦医学的体系诞生为标志，而令人欣慰的是，这样的一种"新医学"，确实于 20 世纪出现在人们的视线之中。我们看到"新的医学体系"① 以一种"整体病理学"的疾病观去理解疾病，并认为疾病产生的主要原因以及保护机体战胜疾病的主要

---

① Harry M. Marks, *The Progress of Experiment: Science and Therapeutic Reform in the Unite States*, New York: Cambridge University Press, 2000, p. 72.

机制应该在一种系统整体的医学观念指导下去寻找和发现。而这样的"新医学"不仅暗示其之所以可能"完成"必定在"科学"方面吸收和借鉴了大量科学革命的成果，更表明其未来在相应领域的发展必然离不开"科学"的帮助。

诚然，正如我们在前面反复强调的医学的"特殊性"那样，医学远不是"科学"二字可以简单概括的，也即"科学"的走向并不能完全决定"医学"的未来，但我们很难想象在不借助科学革命成果的情况下，近代医学在哈维之后200年内可以有如此重大的进展，故在此我们同样可以肯定地说，近代科学革命的完成极大地促进了近代医学革命的完成。

第二节　近代医学革命时期医学与宗教的关系

在近代医学革命诞生的"前夜"，欧洲经历了所谓的"漫长而又黑暗"的中世纪，在这一时期，"医学"的发展长期处于以基督教和伊斯兰教为主的宗教统治之中。本章继续讨论中世纪晚期、文艺复兴时期和科学革命时期近代医学革命与基督教和伊斯兰教之间的关系。本书认为，清楚地理解基督教和伊斯兰教对近代医学从诞生到完成期间的"阻力和助力"，不仅可以更好地看清近代医学"一路走来"的宗教背景，同时也对理解本书的研究有着非常重要的意义。

一　在"爆发"前后的阻力和助力

近代大部分学者认为受18世纪启蒙运动的影响，理性成为人们的"新信仰"，因此科学与宗教必然存在着不可调和的矛盾而彼此对立。且由于"医疗"本身的"世俗化"特性，更是让这些人认为在医疗领域内，是"科学"战胜了"宗教"，克服了来自宗教尤其是基督教的阻碍，然而事实上是这样吗？

当然不是。

且不说当今形成的新医学体系不仅将科学看作自己的一个子集，更是常以"社会科学"自居。事实上，即便是在今天的科学界，科学与宗教的关系也随着彼此的沟通和理解开始变得"暧昧而又复杂"。仔细研究这段历史我们可以知道，不仅中世纪时期宗教对医学有着非常大的促进作用，到了文艺复兴时期及宗教改革时期（16 世纪末之前，科学医学尚未形成之前），这种促进仍一直存在。

熟悉宗教的人都知道，基督教常被称作治愈的宗教（healing religion），这一点从《圣经》中很容易就可以了解到，耶稣作为一个"医者"的形象可以说在书中比比皆是，这种印象深深地扎根于欧洲人心中。从本书第二章我们可以知道，在 16 世纪之前，医学与基督教之间并没有明显的冲突。在基督教的观念中，"健康与身体不适是上帝所赐下的礼物、试炼或警告。教士热衷于强调生病有灵性功能、身体与灵魂的健康有深刻的关系。即使不是所有疾病都是个人罪恶所致，但麻风或瘟疫这类疾病确实是个人罪过所带来的惩罚，或是道德缺陷的征兆，而像瘟疫这样的疾病，则警告整个国家必须悔改。身体不适带有身体败坏的意涵，成为罪恶的隐喻"①。

基督教教义一方面认为"疾病"来自上帝，另一方面教

① 详见哥廷根（Gottingen）加尔默会（Carmelites）绘制的祭坛书，译文引自［英］克尔·瓦丁顿《欧洲医疗五百年》，李尚仁译，左岸文化事业有限公司 2014 年版，第 97 页。

会又会使用耶稣的医者形象去鼓励人们寻求治疗，即虽无法避免来自上帝的"惩罚""试炼"或"警告"，但保持身体的健康是教会要求每一个信徒做的事情。教会希望每一个基督徒都坚信这样一个看法，那就是"身体是灵魂的教堂"，必须像对待"教堂"一样虔诚、谨慎地热爱、照顾自己的身体。因此，无论是在中世纪还是文艺复兴时期，教会都鼓励信徒积极地咨询和求助于医疗人士。只不过在中世纪要求医生必须同样为"神的仆人"，承认治愈的能力"来自神"，而这一条件到了文艺复兴时期开始变得不那么"必须"①。但不管如何我们都可以清楚地看到，基督教的教义并不否定医学，相反还强调发展医学而保持健康，因为健康的身体不仅可以用来证明自己的"良好道德"同时也是来自"上帝的礼物"。即在基督教内部"祷告"和"医疗"一直都是并存互补的，而不是某些人想的那样存在着不可调和的矛盾。

当然，正如本书第一章在讲述医疗的起源问题时所讲到的，早期的"巫文化"不仅产生了可以治疗疾病的巫术，同时也产生了可以让人生病的诅咒性质的"巫术"，这种对疾病来源的解释一直到16世纪以前都盛行于欧洲，即"疾病"不都来自上帝，也可能来自撒旦或坏的巫师。但人们相信，只有上帝拥有至高无上的力量可以战胜一切恶魔和巫师的邪恶力量（occult powers），最终给人以健康，因此病人和医生需要协力合作以查明"疾病"来自上帝还是由撒旦或巫师作祟，以决定最终病人是由医生治疗还是通过牧师寻求"神的治疗"。

关于更详细的16世纪之前基督教对于医学之间阻、助力

---

① Lindermann, *Medicine and Society in Early Modern Europe*, Cambridge：Cambridge University Press, 2010, p. 27.

的讨论，接下来主要从 16 世纪宗教改革后基督教与医疗之间的关系开始讲起。我们知道，由马丁·路德于 1517 年发起的宗教改革运动并不是一场一次性的改革，部分"改革"早在 15 世纪甚至更早就开始了。笔者认为，这种前期"积累"，既与文艺复兴诞生的原因有关，也与文艺复兴以后欧洲几次大的瘟疫①和与之相伴随的"医学发展"相关。

可以说，这场宗教改革不仅彻底改变了"俗人"与"神职人员"之间的关系，更削弱了基督教在欧洲的影响。"宗教改革不只是个导致新教问世的宗教现象，也影响了 16、17 世纪欧洲生活的所有面向。此改革传达出对社会经济的不满，随之而来的是文化混乱、迫害、迁徙、战争与广泛的改变。教会的治疗角色遭到削弱，尤其是新教观念最为强大的北欧；伴随而来的是互相竞争的医疗体系的尖锐争论，新教徒谴责教士的奇迹治疗力量与迷信做法。这常被呈现为一场改变宗教与医疗之关系的文化发展，此转变又牵涉到日益深刻的世俗化、魔法的没落与科学的兴起。宗教改革打乱了民众信仰与宗教仪轨的旧模式，并带来了新的医学与科学解释。"②

当然，上述这种转变过程同样也是渐变的，而不是一蹴而就的，我们可以看到，16 世纪之后，基督教的神学世界观依然在医疗中扮演着很重要的角色。在宗教改革的过程中，"奇迹医疗"和伴随着基于中世纪经院神学发展起来的盖伦医学都受到了不同程度的挑战，但由于我们上面提到的医学本身的人

---

① Arrizabalaga, J., Henderson, J., and French, R. K., *The Great Pox*: *The French Disease in Renaissance Europe*, New Haven, CT: Yale University Press, 1997, p. 2.

② [英] 克尔·瓦丁顿：《欧洲医疗五百年》，李尚仁译，左岸文化事业有限公司 2014 年版，第 101 页。

文属性以及基督教在当时仍是主流文化等原因，"神学"作为解释世界的一种方式在当时仍有着不可撼动的地位。"科学"与"神学"在当时的界限极为模糊，"医学"与"神学"则更是纠缠不清。如上述我们曾提到的在中世纪期间争议比较大的"尸体解剖"问题，此时便处于一个新的发展窘境，即其既不像中世纪那样被严令禁止，但也不能在以否定基督教关于"身体与灵魂"看法的前提下进行解剖学研究。很显然，此时"做什么"已经变得不再那么重要，"基于什么样的预设"才是宗教法庭更加关心的问题。而这一点不仅体现在医学领域，天文学领域及其他领域亦是如此，类似布鲁诺的"改革先锋"①，被指为异端往往不是因为其所从事的研究本身是被《圣经》所禁止，而是因为其"宣扬的理念"与"神学"观点相左。

　　总的来说，由于宗教改革所造成的影响，17世纪基督教与医学之间的关系有了新的变化。然而新形成的"医疗观念"中"奇迹医学"仍然占据着重要的位置，所不同的是人们确实不再像过去那样将"宗教治疗"当作最主要战胜疾病的方式，此时的人们获得了更多的选择，而宗教医疗被认为是一种"有效的经验"② 而与其他治疗方式互补。

二　"非宗教倾向性"医学的由来及意义

　　有病应该积极治疗，寻找和使用合适的治疗方法和药物："凡病皆有药，需对症下药，并托靠安拉，才能药到

---

　　① 　Jams H. Birx，"Giordano Bruno"，*The Harbinger*，*Mobile*，*AL*，November 11，1997．"布鲁诺死于其立场及宇宙观"。

　　② 　Manfred Ullman，*Islamic Medicine*，Edinburgh：Edinburgh University Press，1997，p. 50.

病除。"应积极主动地用药才是圣行，而不是什么都不做，只"托靠安拉!"穆斯林患病时，若拒绝用药或放弃治疗，则是否认真主智能、违抗真主命令的有罪行为。①

从《先知医学》的描述中我们可以得出这样的结论，即从"寻医、问药和治病"的角度来看，伊斯兰文化下的人们并不反对积极从"世俗"层面获取医疗救助，甚至从尊重身体和生命的角度来讲，伊斯兰文化也是积极支持"世俗医学"的。

对古希腊经典著作的翻译和学习，使得伊斯兰文化下的人们对理性的执着和推崇丝毫不弱于古典时期的人们。《古兰经》更是处处强调理性的重要："你们要观察天地之间的森罗万象。（10：101）你不知道吗？在那里面，对于有理智者，的确有一种教诲。（39：21）他曾以太阳为发光的、以月亮为光明的，并为月亮而定列宿，以便你们知道历算。真主只依真理而创造之。他为能了解的民众而解释一切迹象。"（10：5）正是这样的尊尚理性，让伊斯兰文明形成了一以贯之的理性主义传统。

也正因如此，阿拉伯医学率先发展成为一种"非宗教倾向性的医学"，它开始独立于宗教，在理性中发展自身。阿拉伯医学对待宗教和理性的态度及见解通过他们的著作被广泛地传播到了欧洲，使得欧洲医学获得了后期变革所必需的理性思维和知识来源。因此，注重理性的阿拉伯医学虽不自觉中滑向了非宗教性，但这种倾向却对欧洲医学的理性化、科学化发展至

① ［阿拉伯］伊本·盖伊姆：《先知医学》，《先知医学》翻译委员会译，宁夏人民出版社2015年版，第2页。

关重要，为之后的医学变革奠定了成功的基础。

正当阿拉伯医学随着阿拉伯国家的发展不断进步之时，公元 1148 年阿尔蒙纳人攻克了西哈里发的首都科尔多瓦，导致了西哈里发的灭亡，而 1258 年蒙古人又攻占了巴格达，整个阿拉伯帝国从此分崩离析，到处都是战争留下来的废墟和流离失所的难民，不仅伊斯兰医学从此一蹶不振，而且整个阿拉伯文化都遭受到了严重的打击，面临着前所未有的危机。可以说，由于 12 世纪之后阿拉伯帝国和伊斯兰医学遭受重创，其在此后对近代医学发展的影响相对基督教较小。因此，本书对12 世纪以前的伊斯兰医学情况着重进行讨论，而不准备花更多的笔墨去讨论 12 世纪以后的伊斯兰医学，在此予以说明。

结语 近代医学革命的意义

至此，我们已经详细讨论了有关近代医学革命的概念问题。从其诞生到爆发、再到完成的发展过程，以及其与"科学革命、基督教和伊斯兰教"的关系问题，接下来我们将重点讨论近代医学革命的意义问题。

我们知道，文艺复兴的核心目的是通过"复归"而使得人们心中的那个古代"美好社会"① ——古希腊、罗马时代的"文艺"可以"再生"于当下，而人们之所以渴望"复兴"，其根本原因在于在长期"神学思想"的统治和禁锢下，人们已对当时统治已久的腐朽、虚伪的天主教传统失去了"耐心"，战争、瘟疫、贫穷和阿拉伯文化的冲击等因素使得人们

---

① Renn Dickson Hampden, *The Fathers of Greek Philosophy*, London：A. and C. Black，1862，p. 150.

开始丧失对信仰的信心，转而"怀念"那"曾经的美好"。可以说这不仅仅是一场"复兴运动"，这还是一场借着"复兴"寻找能够战胜"神学思想"的"探索活动"。此时的人们希望更多地依赖自己的能力而不是神的能力，希望幸福不仅在"彼岸世界"，也可以在"此岸世界"。

然而，"人的解放"、强调"此岸世界"的幸福必然与宗教神学思想长期倡导的"禁欲主义"之间有着不可调和的矛盾。事实上我们可以在大量的文献中找到关于文艺复兴时期宗教法庭是如何惩罚和指责这些行为和思想的记述。当时的宗教法庭认为瘟疫、梅毒等的暴发和流行都是由于人们的"纵欲"而招致了"神的惩罚"，因此，文艺复兴时期的医学发展承担着"对抗"这种指责的重要任务。如"改革派"帕拉塞尔苏斯的一项重要贡献就是发现了"汞"对梅毒的治疗作用并著文将其推广。而这项原来交予医学的任务随着医学的发展事实上被"科学"接了过去。

笔者花如此之多的笔墨讨论近代医学革命的问题，事实上就是着力于以下两个问题。一是试图说明近代医学革命的爆发早于"天文学革命"，且前者的"爆发"力量主要来自当时参与"宗教改革"的人们，即两者属于"同一拨人"[1]。因此我们可以说，前者的爆发使得后者以及科学革命面对的已经不是那个传统的、强势的天主教会，而是发生了巨大变化的天主教会。二是试图理解文艺复兴运动的本质和目的中。笔者认为只有搞清楚这一问题，才能找到同样起源于文艺复兴时期的"科学"之发展的"合法性"来源，从而才能更好地"反思"和

---

[1]　如帕拉塞尔苏斯就是一位虔诚的天主教徒，但他非常赞同马丁·路德的宗教改革思想，并模仿马丁·路德做出了同样的"烧经典"行动。

"批判"科学，将"科学"真正转到其"诞生"初始的目的上来。

从前面的讨论我们知道，近代医学革命之所以也被称作一场革命，是因为在其发展过程中也经历了一场"世界观"（由帕拉塞尔苏斯完成）和"方法论"（由哈维完成）的变革——一场科学革命式的"革命"。但也正因此我们需要强调一个这样的问题，即科学革命与政治革命和社会革命并不相同，后两者往往都有一个明确的目的，而科学革命不同，"科学革命的本质是，它只是事后看来才是如此"①。正如我们熟知的哥白尼革命便是如此，其现代式的"革命"意义是后人赋予的。而如果我们从它对之后的科学、哲学等学科的推动。从其对当时西方人对世界、幸福的追寻的变革来看，我们就会发现，其真正的动因还有待更详细的探明。

而近代医学革命在这个意义上显然不同于哥白尼的"天文学革命"或与此相关的科学革命。在"哥白尼革命"里，"革命"一词本身描述的是在宇宙学、物理学、哲学和宗教等多个概念发生转化并最终促使数理天文学转型的"事件"。库恩并没有把哥白尼革命当成一个单独的历史事件去考察，他甚至认为哥白尼的研究常常会被天文学之外的因素影响甚至是决定，他写道："有中世纪关于石头下落的分析方面的变化；有文艺复兴时期对一个古代神秘哲学的复兴，这种哲学把太阳视为上帝的影像；有大西洋的远航，开阔了文艺复兴时代人的大地视野……"② 也因此，当我们现在谈及"革命"一词的时候，我

---

① ［荷］H·弗洛里斯·科恩：《世界的重新创造：近代科学是如何产生的》，张卜天译，湖南科学技术出版社2011年版，第75页。

② ［美］托马斯·库恩：《科学革命的结构》，吴国盛等译，北京大学出版社2003年版，第1页。

们必然会去考察其背后丰富的"背景"知识，将其放在"思想史"中去考察"革命"的"本性、时间分布和原因"①。科学与思想史的结合在库恩那里早已是件再正常不过的事情，而库恩的著作更是巧妙地将这些重大的"事件"与科学革命勾连，并解释了这场革命的本性、时间分布和原因。当然，这部分内容更多地在其《科学革命的结构》里得以体现。

库恩在《科学革命的结构》里，不仅实现了物理学、天文学到科学的升华，也实现了自己人生的升华，即从一名主攻物理学的学生转到从事科学史研究。库恩在这本书里详细阐述了自己关于"范式"概念的想法，对实践共同体在科学研究中乃至科学变革或"革命"中起到何种作用做了深入的剖析。库恩希望自己的工作能够改变学术界对既往科学史一成不变的认识和评价。今天来看，他做到了，正是他的工作让我们对那个时代的"天文学革命"和科学革命有了更加全面、深刻的认识。

正如我们前面所述的，近代医学革命在一开始便有一个明确目的，这个目的深深地内嵌在文艺复兴运动的"目的"当中。文艺复兴本质上是将人类对幸福的渴求从"天国"拉回"人间"，让人期待"此岸世界"幸福的运动，同时发生的近代医学革命事实上也不仅是一场"后视"的科学革命，同时也是一场"社会革命"。

今天的人们常常把"天文学革命"和与其密切相关的科学革命看作"近代转向"的一条明线，它是那么显而易见，以至于人们几乎不加质疑地把它看作人类进入新时代的"源动

---

① ［美］托马斯·库恩：《科学革命的结构》，吴国盛等译，北京大学出版社2003年版，第2页。

力"。而从上面的叙述中我们知道，文艺复兴以来的时代是一个人们期待可以在"此岸世界"享受更多幸福、一个更加重视"自身"的时代，无论是由此而来的"医学革命"还是"宗教改革"，甚至是我们耳熟能详的科学革命，本质上都来源于那场"目的明确"的"社会改革运动——文艺复兴"。但是，显然今天我们随着"科学"的发展，已经忘记了这一"初衷"，尤其是当人们更多地通过"天文学革命"、科学革命来理解历史之时，这种片面的历史观使得人们忘却了文艺复兴以来，人类最初的"转向"目的是对幸福的渴求，"更多的科学知识"只是实现幸福的前提和方法而绝非人们"出发的目的"。

可悲的是，如今的人们更加"变本加厉"，将追求科学知识的"疯狂增长"本身视为目的，将人类自身幸福这一"原初目的"抛之脑后，而对由此带来的物种灭绝、垃圾遍地、道德沦丧等视而不见。然而人们还不知反省，依旧认为解决这一切的钥匙还在"科学手中"，却未曾看到，"一个人除非是盲者，否则决不会看不见这样的历史事实，即在近代科学医学开始以前或之后，曾有过多少杰出的、有才能的医生，他们并非科学人士，但却能以自己的才能和暗示力量抚慰病人，鼓励病人，使病人对复原具有信心，因而有力地影响治疗疾病的过程。同样明显的，有很多杰出的科学家，他们只是极平凡的医者而已"①。

医学的特殊性提醒人们，它既不是"科学"也非"宗教"，它自诞生那一刻起就从未关心过"自己是什么"，它将

---

① Arturo Castiglioni, *A History of Medicine*, trans. Edward Bell Krumbhaar, New York: Alfred A. Knopf, 1941, p. 1142.

更多的"精力"花在了认识"疾病是什么""如何战胜疾病",以及如何实现让人类更加"健康而长寿"的目的之上。因此,如果我们以"医学"视角去审视历史,我们也可能会看到一个与以其他学科为视角看到的历史完全不同的"历史"。事实上,今天我们迫切地需要"医学"这一视角在历史中寻找那个以"人类幸福"为目的的"历史走向",毕竟"自由而全面发展的人"比"单向度的人"之未来更可能是人类的期许。

通过本书对近代医学革命的讨论,我们可以发现上述思想的错误性来源,同时也对"科学"的真正起源有了更加深刻的认识。笔者认为,只有明白了这一点,才能更好地理解当今"科学发展"的"合法性来源",而只有了解科学发展的合法性来源,才能真正遏制当今科学发展将"自身目的化""将人工具化、手段化"这一本末倒置的情况,在对科学进行反思和批判的同时,给予科学发展真正的"指导性意见",最终让"科学发展"成为手段,让"人的发展、人的幸福"① 成为目的。

---

① John Horgan, *The End of Science: Facing the Limits of Knowledge in the Twilight of the Scientific Age*, New York: Basic Books, 2015, p. 30.

参考文献

中文著作：

《爱因斯坦文集》第 1 卷，许良英、范岱年译，商务印书馆 1976 年版。

［阿拉伯］阿维森纳：《阿维森纳医典》，格儒勒原译，朱明主译，人民卫生出版社 2010 年版。

［阿拉伯］穆斯林·本·哈查吉：《穆斯林圣训实录全集》，穆萨·余崇仁编译，宗教文化出版社 2009 年版。

［阿拉伯］伊本·盖伊姆：《先知医学》，《先知医学》翻译委员会译，宁夏人民出版社 2015 年版。

［德］马克斯·韦伯：《新教伦理与资本主义精神》，于晓、陈维纲等译，生活·读书·新知三联书店 1992 年版。

［荷］H. 弗洛里斯·科恩：《科学革命的编史学研究》，张卜天译，湖南科学技术出版社 2012 年版。

［荷］H. 弗洛里斯·科恩：《世界的重新创造：近代科学是如何产生的》，张卜天译，湖南科学技术出版社 2011 年版。

［荷］爱德华·扬·戴克斯特豪斯：《世界图景的机械

化》，张卜天译，商务印书馆 2017 年版。

［美］劳伦斯·普林西比：《科学革命》，张卜天译，译林出版社 2013 年版。

［美］I. 伯纳德·科恩：《科学革命史——对科学中发生革命的历史思考》，杨爱华、李成智等译，军事科学出版社1992 年版。

［美］I. 伯纳德·科恩：《科学中的革命》，鲁旭东、赵培杰译，商务印书馆 2017 年版。

［美］I. 伯纳德·科恩：《科学中的革命》，鲁旭东等译，商务印书馆 1998 年版。

［美］I. 伯纳德·科恩：《新物理学的诞生》，张卜天译，湖南科学技术出版社 2010 年版。

［美］赫伯特·马尔库塞：《单向度的人——发达工业社会意识形态研究》，刘继译，上海译文出版社 2006 年版。

［美］卡斯滕·哈里斯：《无限与视角》，张卜天译，湖南科学技术出版社 2014 年版。

［美］洛伊斯·N. 玛格纳：《医学史》第 2 版，刘学礼主译，上海人民出版社 2017 年版。

［美］托马斯·库恩：《科学革命的结构》，金吾伦、胡新和译，北京大学出版社 2003 年版。

提尔米兹辑录：《提尔米兹圣训集》，穆萨·余崇仁译，宗教文化出版社 2013 年版。

艾布·达乌德辑录：《艾布·达乌德圣训集》，穆萨·余崇仁译，宗教文化出版社 2013 年版。

［意］阿尔图罗·卡斯蒂廖尼：《医学史》，程之范等译，译林出版社 2014 年版。

［英］赫伯特·巴特菲尔德：《近代科学的起源》，张丽萍

等译，华夏出版社 1988 年版。

［英］克尔·瓦丁顿：《欧洲医疗五百年》，李尚仁译，左岸文化事业有限公司 2014 年版。

［英］罗伊·波特：《剑桥插图医学史》（修订版），张大庆主译，山东画报出版社 2007 年版。

［英］洛克：《政府论》，刘丹、赵文道译，湖南文艺出版社 2011 年版。

［英］威廉·F. 拜纳姆：《19 世纪医学科学史》，曹珍芬译，复旦大学出版社 2000 年版。

《山海经》，周明初校注，浙江古籍出版社 2011 年版。

北京大学哲学系外国哲学史教研室：《古希腊罗马哲学》，商务印书馆 1961 年版。

《管子》，李山译注，中华书局 2009 年版。

郭霭春：《黄帝内经灵枢白话解》，中国中医药出版社 2012 年版。

李兆荣：《哥白尼传》，湖北辞书出版社 1998 年版。

刘兵：《科学编史学研究》，上海交通大学出版社 2015 年版。

刘明翰主编，刘景华、张功耀著：《欧洲文艺复兴史·科学技术卷》，人民出版社 2008 年版。

苗力田主编：《古希腊哲学》，中国人民大学出版社 1989 年版。

苗力田主编：《亚里士多德全集》第 2 卷，中国人民大学出版社 1991 年版。

苗力田主编：《亚里士多德全集》第 7 卷，中国人民大学出版社 1993 年版。

郑怀林：《生命的圣火——宗教与医学纵横谭》，中医古籍出版社 2007 年版。

中文论文：

蔡伟良：《中世纪阿拉伯翻译运动与新文化的崛起》，《阿拉伯世界研究》1988 年第 3 期。

李润虎：《西方近代早期的医学革命初探——17 世纪的医学革命》，《科学文化评论》2016 年第 4 期。

刘伯阜：《巫医说》，《中医药文化》1992 年第 2 期。

聂敏里：《亚里士多德的形而上学：本质主义、功能主义和自然目的论》，《世界哲学》2011 年第 2 期。

英文著作：

Aidan Cockburn, Eve Cockburn, Theodore A. Reyman, *Mummies, Disease and Ancient Cultures*, Cambridge University Press, 1998.

Allen George Debus, *Man and Nature in the Renaissance*, Cambridge University Press, 1999.

Allen G. Debus, *Robert Fludd and the Circulation of the Blood*, J. Hist Med, 1961.

Allen G. Debus, *The Chemical Philosophy: Paracelsian Science and Medicine in the Sixteenth and Seventeenth Centuries*, Courier Corporation, 1977.

Allen G. Debus, *The Chemical Philosophy: Paracelsian Science and Medicine in the Sixteenth and Seventeenth Centuries*, Dover Publications Inc, Revised edition 2003.

Allen G. Debus, *The English Paracelsians*, Oldbourne Book

Co. LTD, 1965.

Andreas Vesalius, *Andreae Vesalii Tabulae Anatomicae Sex*: *Six Anatomical Tables of Andreas Vesalius*, privately printed for Sir William Stirling – Maxwell, 1874.

Ann G. Carmichael, *Plague and the Poor in Renaissance Florence*, Cambridge University Press, 2014.

Arturo Castiglioni, tr. By Edward Bell Krumbhaar, *A History of Medicine*, the University of Michigan, 1941.

Ashok Majumdar, Yurveda, *The Ancient Indian Science of Healing*, Macmillan Publishers India Limited, 2004.

Avicenna, William E. Gohlman, *The Life of Ibn Sina*, Suny Press, 1986.

Bodo Rosenhahn, Reinhard Klette, Dimitris Metaxas, *Human Motion*: *Understanding, Modelling, Capture, and Animation*, Springer Science & Business Media, 2008.

Charles Webster, *Paracelsus, Medicine, Magic and Mission at the End of Time*, Yale University Press, 2008.

Charlotte Roberts, Keith Manchester, *The Archaeology of Disease*, History Press, 2010.

Christine M. Boeckl, *Images of Plague and Pestilence*: *Iconography and Iconology*, Truman State University Press, 2000.

David Cantor, *Reinventing Hippocrates*, Routledge, 2017.

David C. Lindberg, *The Beginnings of Western Science*: *The European Scientific Tradition in Philosophical, Religious, and Institutional Context, Prehistory to A. D. 1450*, The University of Chicago Press, 2007.

Dear, Peter, *Revolutionizing the Sciences*: *European Knowledge and Its Ambitions*, *1500 – 1700*, Princeton Up, 2001.

Donald Harper, *Early Chinese Medical Literature*, Routledge, 2013.

Elisabeth Hsu, *Innovation in Chinese Medicine*, Cambridge University Press, 2001.

Geoffrey Ernest Richard Lloyd, Nathan Sivin, *The Way and the Word: Science and Medicine in Early China and Greece*, Yale University Press, 2002.

Helaine Selin, *Medicine Across Cultures: History and Practice of Medicine in Non – Western Cultures*, Springer Science & Business Media, 2006.

Helen King, *Hippocrates' Woman: Reading the Female Body in Ancient Greece*, Routledge, 2002.

James Longrigg, *Greek Medicine: From the Heroic to the Hellenistic Age A Source Book*, Routledge, 2013.

John Aberth, *From the Brink of the Apocalypse: Confronting Famine, War, Plague and Death in the Later Middle Ages*, Routledge, 2013.

John F. Nunn, *Ancient Egyptian Medicine*, University of Oklahoma Press, 2002.

John Horgan, *The End of Science: Facing the Limits of Knowledge in the Twilight of the Scientific Age*, Basic Books, 2015.

Jole Shackelford, *William Harvey and the Mechanics of the Heart*, Oxford University Press, 2003.

Julius Rocca, Galen, *Galen on the Brain: Anatomical Knowledge and Physiological Speculation in the Second Century AD*, Brill, 2003.

J. Arrizabalaga, J. Henderson, and R. K. French, *The Great Pox: The French Disease in Renaissance Europe*, Yale University Press, 1997.

Lawrence Principe, *The Scientific Revolution: A Very Short Introduction*, OUP Oxford, 2011.

Leonardo da Vinci, *Leonardo on the Human Body*, Courier Corporation, 2013.

Luis García Ballester, *Galen and Galenism*, Ashgate, 2002.

Mark Grant, *Galen on Food and Diet*, Routledge, 2002.

Muhammad Salim Khan, *Islamic Medicine*, Routledge, 2013.

Nancy G. Siraisi, *Medieval and Early Renaissance Medicine: An Introduction to Knowledge and Practice*, University of Chicago Press, 2009.

Peter Brown, *The Cult of the Saints: Its Rise and Function in Latin Christianity*, University of Chicago Press, 2014.

Peter Distelzweig, Benjamin Goldberg, Evan R. Ragland, *Early Modern Medicine and Natural Philosophy*, Springer, 2015.

Peter Harrison, *The Bible Protestantism and the Rise of Natural science*, Cambridge University Press, 2001.

Peter Harrison, *The Fall of Man and the Foundations of Science*, Cambridge University Press, 2007.

Thomas Edward Wright, *William Harvey: A Life in Circulation*, Oxford University Press, 2013.

英文论文:

Ajai R. Singh, Shakuntala A. Singh, "Resolution of the Polarisation of Ideologies and Approaches in Psychiatry", *Mens Sana Monographs*, No. 4 – 5, 2005.

Arabella L Simpkin; Richard M Schwartzstein, "Tolerating Uncertainty—The Next Medical Revolution?" *The New England Journal of Medicine*, Vol. 375, No. 18, 2016.

Ares Pasipoularides, "Galen, Father of Systematic Medicine. An essay on the evolution of modern medicine and cardiology", *International Journal of Cardiology*, No. 1, 2016.

Ares Pasipoularides, "Greek Underpinnings to His Methodology in unraveling De Motu Cordis and what Harvey has to teach us still today", *International Journal of Cardiology*, No. 4, 2013.

Ares Pasipoularides, "Historical Continuity in the Methodology of Modern Medical Science: Leonardo leads the way", *International Journal of Cardiology*, No. 2, 2014.

Ciranni Rosalba, "Andreas Vesalius in Pisa", *Medicina nei Secoli*, No. 1 – 3, 2010.

Hopwood Nick, "Artist Versus anatomist, Models against dissection: Paul Zeiller of Munich and the revolution of 1848", *Medical History*, No. 3, 2007.

Maurizio Mori, "Informed consent, Living will, and bio – medical revolution", *Emergency Care Journal*, Vol. 4, No. 6, 2008.

Nutton Vivian, "William Harvey's epitaph", *Journal of Medical Biography*, No. 2, 2003.

Patrick Wallis, Teerapa Pirohakul, "Medical Revolutions? The Growth of Medicine in England, 1660 – 1800", *Journal of Social History*, Vol. 49, No. 3, 2016. Rabie E. Abdel – Halim, "Contributions of Muhadhdhab Al – Deen Al – Baghdadi to the Progress of Medicine and Urology", *Saudi Medical Journal*, Vol. 17, No. 11, 2006.

Reach G, "Simplistic and Complex Thought in medicine: the rationale for a person – centered care model as a medical revolution", *Patient Preference and Adherence*, No. 1, 2016.

Romy J. Brinkman, J. Joris Hage, "Andreas Vesalius' 500th Anniversary: First Description of the Mammary Suspensory Ligaments", *World Journal of Surgery*, No. 9, 2016.

Romy J. Brinkman, J. Joris Hage. "Andreas Vesalius' 500th Anniversary: Initial Integral Understanding of Voice Production", *Journal of Voice*, No. 1, 2017.

Siddiqui Mumtaz A, Mehta Nirav J, Khan Ijaz A, "Paracelsus: The Hippocrates of the Renaissance", *Journal of Medical Biography*, No. 2, 2003.

Vivian Nutton, "A Prescription for the History of Medicine", *Metascience*, No. 2, 2013.

Vivian Nutton, "Medieval Medicine", *Metascience*, No. 1, 2010.

Vivian Nutton, "Galen and Roman Medicine: or Can a Greek Become a Latin?" *European Review*, No. 4, 2012.

后　记

　　而立之年，迎来了自己的博士毕业季，细想自己有记忆以来这近三十年的人生，内心充满了感恩。

　　从出生说起的话，我第一个要感谢的便是我的父母，他们不仅赐予了我生命，更是我生命的守护神。在我还不满 2 岁的时候，我们当地大面积暴发了传染性极高的肺结核，我也不幸被感染。在 20 世纪末西北贫穷的农村，这相当于判了死刑。村里体弱染病的孩子们相继夭折，亲戚们也劝妈妈放弃吧，趁年轻再要一个。然而我的妈妈没有放弃我，她带着我去省会呼市，去北京，欠了好多债，给医生磕了好多头，最终把我从死神手中夺了回来。由于早期没有得到恰当的治疗而留下了后遗症，我的整个童年的记忆都是父母和各种穿着白大褂的医生讨论我的病情。我也是在那个时候，就坚定了要当一个医生的信念，因此在高考结束填报志愿时，我毅然选择了临床医学，并放弃了第二、三志愿的选择。

　　如愿学习临床医学专业之后，我想我第二个要感谢的便是这个专业，它教会了我如何看待生命，如何面对死亡以及如何在诸多选择之中，过好自己的一生。大学第五年在医院实习的日子里，我也逐渐对自己有了更加清晰的认识，对自己的未来有了清晰的规划。

经过一番努力，我考研成功，开始了自己研究生的道路。我要感谢我的硕士生导师张秀华老师和博士生导师刘孝廷老师，正是他们对我的鼓励和鞭策，让我能够以"医学史"研究者的方式继续儿时的理想。硕博七载，"爱学学团"读书会从未间断，两位老师放弃了自己周末休息的时间，陪着我们这样一批又一批的"小豆包"成长。也正是他们二位孜孜不倦的教诲，让我对近代发生的这场医学革命有了更深的理解，并继而完成了关于近代医学革命的博士论文"近代医学革命研究"的写作。

众所周知，"医学革命"一词无论是在日常生活中，还是在各种权威的期刊数据库中，都不是一个陌生的词。然而，众多包含着"医学革命"这一概念的文献，不是直接把发生在医学领域内但凡称得上"变化"的、不加讨论地直接算作一场"革命"，就是直接将"医学革命"归结为某个人（如帕拉塞尔苏斯或维萨留斯等人）或某个医学史上的重大事件。

区别于形形色色的"医学革命"概念，通过大量且系统的梳理和论述，经过近 5 年的阅读和思考，我在这本即将问世的书稿中最终确定了近代医学革命的概念所指。同时，在研究中我也日益发现，在当今以哥白尼革命解读科学革命为主的科学史学界，增加一种"解读"科学革命的视域和路径将具有重要意义。即，通过近代医学革命这条路径我们将会看到一个更加接近于真实的历史，与此同时也会对当今处于绝对强势的"科学"的"前身"有着更为本质的了解。也只有这样，我们才能更加理性地看待和对待"科学"，而不是让人类逐渐成为"科学"自身发展的奴隶。

今天，在书稿即将交付出版以前，我必须要感谢一直从各个方面帮助我的陕西师范大学李化成教授，可以说他既是我的老师也是我的兄长，我们在一起热烈地讨论各种医学与人文的问题，有时候恨不得打起来，有时候又觉得知音难觅。虽然认识仅仅几年，但却有一种一直就认识的感觉。在学术上有这样亦师亦友的人在前方一直给我引路，我想倘若我的思想对这个世界可能有丁点儿价值，那至少有一半应该归功于他。

还要感谢的就是一直辛苦帮我校稿的刘芳编辑，可以说没有她的帮助，我的书真的会留下很多细节上的纰漏而严重影响阅读。刘老师的细心和负责，让书的质量有了保证，在反复修校的同时，我不仅被她严谨的态度所影响，更是从编辑的视角学到了很多关于创作和写作的经验和方法。

我要感谢在我博士公派出国期间，对我悉心照顾的宁荣乐苑（乔宁叔叔和王冀荣阿姨）和王忠欣老师一家，你们的爱让我更加懂得感恩，虽然北京与波士顿远隔万里，但我一直惦记着你们。我要感谢我的哥哥姐姐，正是有你们，我可以不用担心家里而安心求学。我要感谢我的挚友付依俊在我身边给予我很多关心和关爱，总是陪我健身、帮我按摩受伤的腰还激烈和我讨论学术问题的同门学弟陈灿，我的生活里充满着你们的包容和理解，我为得到你们如此的偏爱而感到幸福。

最后，我要说，回头想想，读书生活已有整整二十四个年头，工作也马上满四年了。虽早已到达所谓的"学位"的尽头，然而我却并没有觉得自己能够真正对得起这个学位，孔夫子三十而立，如今我也迈过了三十，若要说真"立"，可能一生向学、爱学的理想真正在我心中有了比较清晰的认识，算作"立"，盼望着自己有一天能在爱学的途中随心所欲、怡然自得，我想这精神必定比那些别的来得更"真实、实在"一些吧。

再次感谢所有"存在"！